Abnehmen mit Obeld

Abnehmen mit Obeldicks und OptimiX

Der Ratgeber
für Eltern übergewichtiger Kinder

von

Thomas Reinehr, Michael Dobe
und Mathilde Kersting

unter Mitarbeit von Anke Schäfer,
Dieter Hoffmann und Roger Vierhaus

2., überarbeitete Auflage

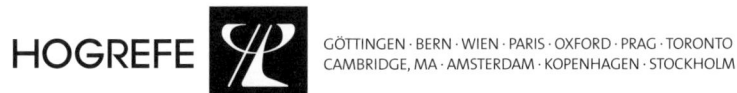

HOGREFE

GÖTTINGEN · BERN · WIEN · PARIS · OXFORD · PRAG · TORONTO
CAMBRIDGE, MA · AMSTERDAM · KOPENHAGEN · STOCKHOLM

PD Dr. med. Thomas Reinehr, geb. 1969. Seit 2001 Oberarzt in der Vestischen Kinder- und Jugendklinik in Datteln und seit 2008 Leiter des Instituts für Pädiatrische Ernährungsmedizin.

Dipl.-Psych. Michael Dobe, geb. 1973. Seit 2000 Psychologe auf der Psychosomatischen Station der Vestischen Kinder- und Jugendklinik in Datteln.

PD Dr. troph. Mathilde Kersting, geb. 1946. Seit 2006 stellvertretende Leiterin des Forschungsinstituts für Kinderernährung (FKE).

Wichtiger Hinweis: Der Verlag hat für die Wiedergabe aller in diesem Buch enthaltenen Informationen (Programme, Verfahren, Mengen, Dosierungen, Applikationen etc.) mit Autoren bzw. Herausgebern große Mühe darauf verwandt, diese Angaben genau entsprechend dem Wissensstand bei Fertigstellung des Werkes abzudrucken. Trotz sorgfältiger Manuskriptherstellung und Korrektur des Satzes können Fehler nicht ganz ausgeschlossen werden. Autoren bzw. Herausgeber und Verlag übernehmen infolgedessen keine Verantwortung und keine daraus folgende oder sonstige Haftung, die auf irgendeine Art aus der Benutzung der in dem Werk enthaltenen Informationen oder Teilen davon entsteht. Geschützte Warennamen (Warenzeichen) werden nicht besonders kenntlich gemacht. Aus dem Fehlen eines solchen Hinweises kann also nicht geschlossen werden, dass es sich um einen freien Warennamen handele.

Bibliografische Information der Deutschen Nationalbibliothek

Die Deutsche Nationalbibliothek verzeichnet diese Publikation in der Deutschen Nationalbibliografie; detaillierte bibliografische Daten sind im Internet über http://dnb.d-nb.de abrufbar.

Die erste Auflage des Buches ist 2007 im Wilhelm Heyne Verlag, München, erschienen.

© 2010 Hogrefe Verlag GmbH & Co. KG
Göttingen · Bern · Wien · Paris · Oxford · Prag · Toronto
Cambridge, MA · Amsterdam · Kopenhagen · Stockholm
Rohnsweg 25, 37085 Göttingen

http://www.hogrefe.de
Aktuelle Informationen · Weitere Titel zum Thema · Ergänzende Materialien

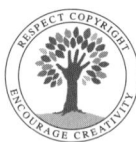

Umschlagabbildung: © Monkey Business – Fotolia.com
Satz: Grafik-Design Fischer, Weimar
Gesamtherstellung: Druckerei Hubert & Co, Göttingen
Printed in Germany
Auf säurefreiem Papier gedruckt

ISBN 978-3-8017-2271-5

Vorwort

Liebe Eltern,

Übergewicht im Kindes- und Jugendalter zählt zu den „neuen Kinderkrankheiten" unserer Gesellschaft: Zurzeit ist in Deutschland jedes sechste Kind übergewichtig und jedes zehnte Kind so massiv übergewichtig, dass man sogar von Fettsucht (Adipositas) spricht. Und die Tendenz ist weiter steigend, was sowohl Häufigkeit als auch Ausmaß des Übergewichts betrifft. Die Folgeerkrankungen des Übergewichts können zunehmend auch bei Kindern und Jugendlichen beobachtet werden (z. B. Bluthochdruck, Fettstoffwechselstörungen, Gefäßveränderungen bis hin zur Zuckerkrankheit). Ganz zentral sind jedoch die sozialen und psychischen Probleme, unter denen übergewichtige Kinder leiden und die eine normale Entwicklung des Selbstbilds und des Selbstwertgefühles gefährden.

Mit diesem Ratgeber wollen wir Sie über den aktuellen Wissensstand zum Thema Übergewicht bei Kindern informieren und Ihnen vor allem Mut machen, das Übergewicht in Ihrer Familie anzugehen. Dazu werden Ihnen Hilfsmittel zu einer behutsamen Gewichtsabnahme an die Hand gegeben, die sich in unserer etablierten, nachhaltig erfolgreichen Adipositasschulung „Obeldicks" und in dem Ernährungskonzept „OptimiX" sehr bewährt haben. Diese reichen von praxisnahen Ernährungs- und Essverhaltensregeln, Erziehungstipps, Bewegungsangeboten bis hin zu Kochrezepten für die ganze Familie.

In dieser zweiten erweiterten und aktualisierten Auflage sind die neuesten Erkenntnisse in dem Elternratgeber integriert worden und die Materialien- und Rezeptsammlung erweitert worden. Wir hoffen und wünschen Ihnen, dass es Ihrer Familie mit diesem Ratgeber gelingt, die Lebensfreude und Gesundheit Ihres Kindes nachhaltig zu verbessern.

Datteln und Dortmund, im April 2009

Thomas Reinehr,
Michael Dobe
und *Mathilde Kersting*

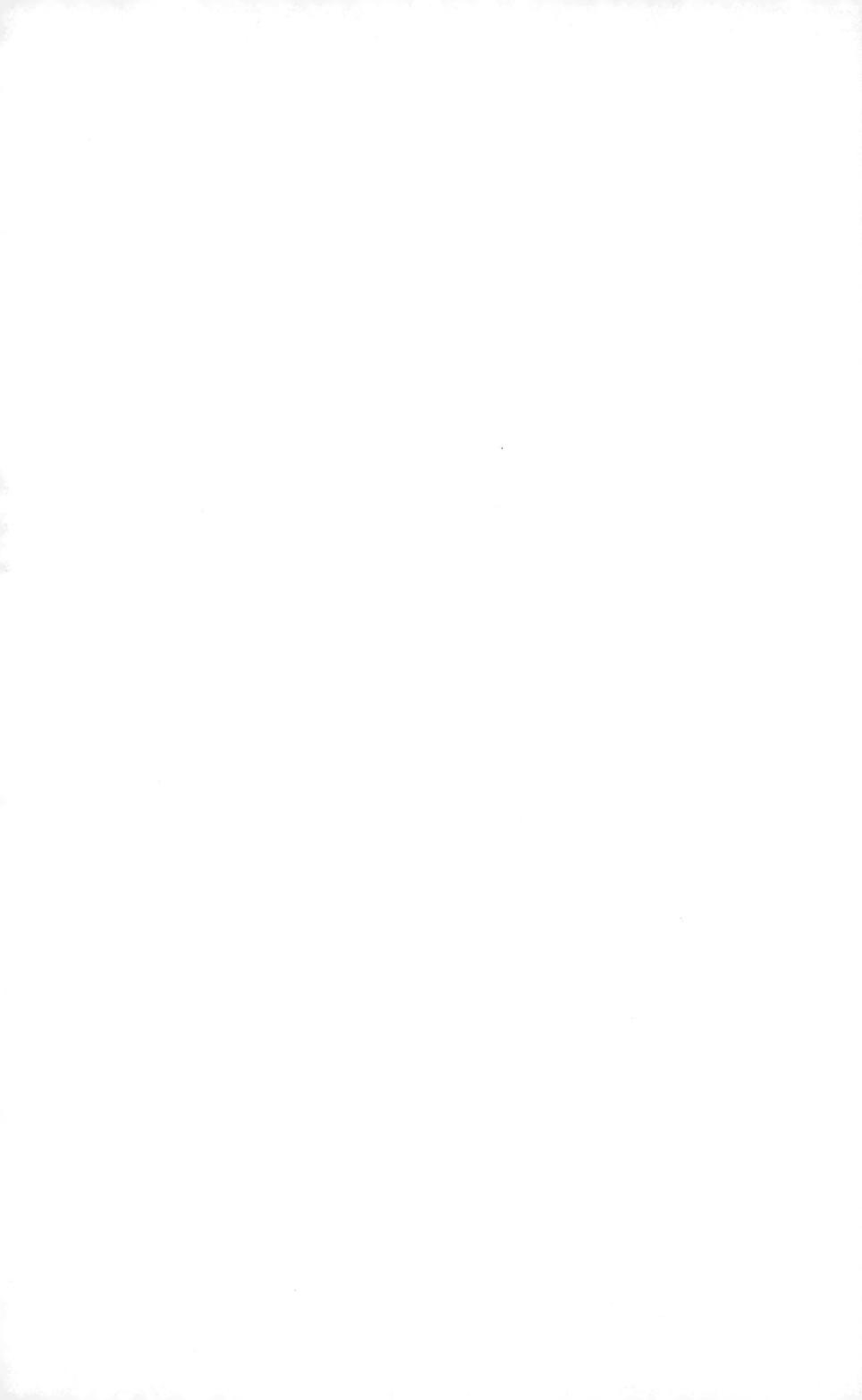

Inhaltsverzeichnis

1 Wissenswertes zu Übergewicht im Kindes- und Jugendalter

1.1 Wie kommt es zu Übergewicht?

Völlig einig sind sich die Forscher, dass Übergewicht sehr viele komplexe Ursachen hat. Zumeist wird die Ursache jedoch zuerst in unserem Ernährungs-, Ess- und Bewegungsverhalten gesucht. Dabei wird gerne übersehen, dass sich unsere Umweltbedingungen in den letzten Jahren sehr gewandelt haben. Viele, für die Gesundheit ungünstige Verhaltensweisen sind durch äußere Lebensbedingungen verursacht, die Sie und Ihre Familie nur unter großen Anstrengungen verändern können. Als Beispiele seien die wenigen zeitlichen Freiräume genannt, die unseren Kindern noch für Bewegung zur Verfügung stehen, aber auch die allgegenwärtige Werbung der Lebensmittelindustrie und das überreiche Lebensmittelangebot.

Ein weiterer wichtiger Punkt ist die Veranlagung zu Übergewicht. Sicher ist Ihnen aufgefallen, dass viele Kinder und Erwachsene nicht übergewichtig sind, obwohl sie teilweise dasselbe verzehren wie ihre übergewichtigen Altersgenossen. Die Erklärung liegt darin, dass ungefähr die Hälfte unseres täglichen Energieverbrauchs durch Stoffwechselvorgänge bestimmt ist, die nicht willentlich steuerbar sind und vererbt werden. Dies wird aus Zwillingsstudien abgeleitet, bei denen getrennt aufgewachsene eineiige Zwillinge sich erstaunlich hinsichtlich ihres Gewichts glichen.

Gut zu wissen:

Da das Körpergewicht auch von der Veranlagung bestimmt wird, sind Schuldzuweisungen bei Übergewicht meist unangebracht. Bei „günstiger" Veranlagung tritt trotz ungesundem Ernährungs- und Bewegungsverhalten kein Übergewicht auf. Wahrscheinlich verhalten Sie und Ihr Kind sich gar nicht anders als Ihre Altersgenossen, nur Ihre Veranlagung ist möglicherweise „ungünstig". Daher sollten Sie weder bei sich noch bei Ihrem Kind die „Schuld" für das Übergewicht suchen.

Die Veranlagung, schnell Fettreserven anzulegen, war in der frühen Menschheitsgeschichte mit vielen Hungerkatastrophen von Vorteil, stellt aber in unserer heutigen „Überflussgesellschaft" einen erheblichen Nachteil dar.

Jedoch reicht Veranlagung alleine nicht aus, um übergewichtig zu werden. Denn Übergewicht kann erst dann auftreten, wenn die zugeführte Energie

(= Nahrung) den Energiebedarf für die Bewegung und Stoffwechselprozesse übersteigt. Da die Stoffwechselprozesse nicht beeinflussbar sind, liegen die Möglichkeiten für eine Gewichtsreduktion in einer Reduktion der Energiezufuhr (also weniger energiereiches Essen und Trinken) und/oder in der Steigerung des Energieverbrauchs durch vermehrte Bewegung. Und hierin liegen die Chancen für Sie und Ihr Kind, denn:

Gut zu wissen:

Bei „ungünstiger" Veranlagung kann ein gesundes Ernährungs- und Bewegungsverhalten Übergewicht verhindern bzw. verringern. Hierzu werden wir Ihnen in diesem Ratgeber viele Tipps zur Ernährung (vgl. Seite 19 ff.), zum (Ess-)Verhalten (vgl. Seite 68 ff.) und zur Bewegung (vgl. Seite 111 ff.) geben.

1.2 Ist mein Kind übergewichtig?

Um zu beurteilen, ob man übergewichtig ist, muss neben dem Körpergewicht auch die Körpergröße berücksichtigt werden. Aus Gewicht und Größe berechnet man hierzu den sogenannten Körpermasseindex (Body-Mass-Index = BMI), der angibt, zu welcher Gewichtskategorie man zählt:

Der Body-Mass-Index

$$BMI = Gewicht\ [kg]\ /\ Körpergröße\ [m]^2$$

BMI-Normwerte für Erwachsene:
< 20:   Untergewicht
20–24: Normalgewicht
25–29: mäßiges Übergewicht
30–39: deutliches Übergewicht (= Adipositas)
> 40:   sehr starkes Übergewicht (= extreme Adipositas)

Beispiel:
Ein 30-jähriger Mann misst 178 cm und wiegt 85 kg. Sein BMI beträgt: $85 / 1{,}78^2 = 85 / (1{,}78 \times 1{,}78) = 85 / 3{,}17 = 26{,}8$. Er ist somit mäßig übergewichtig.

Die Einteilung nach Übergewicht, Adipositas und extremer Adipositas erfolgt, weil Studien zeigen, dass oberhalb dieser Grenzwerte das Risiko, an Folgeerkrankungen des Übergewichts zu versterben, jeweils deutlich zunimmt. Dieses Risiko liegt beispielsweise bei Adipösen 25% höher und bei extrem Adipösen 300% höher als bei Normalgewichtigen.

Im Kindes- und Jugendalter wird der Körperbau auch vom Alter und Geschlecht beeinflusst. Daher muss der BMI anhand von Kurven (sogenannten Perzentilen) beurteilt werden, wie Sie diese z.B. aus dem gelben Vorsorgeheft für das Wachstum kennen. Liegt der BMI über der 90. Perzentile (P90) (vgl. Abbildung 1 und 2), spricht man von Übergewicht, über der 97. Perzentile (P97) liegt massives Übergewicht vor (Adipositas).

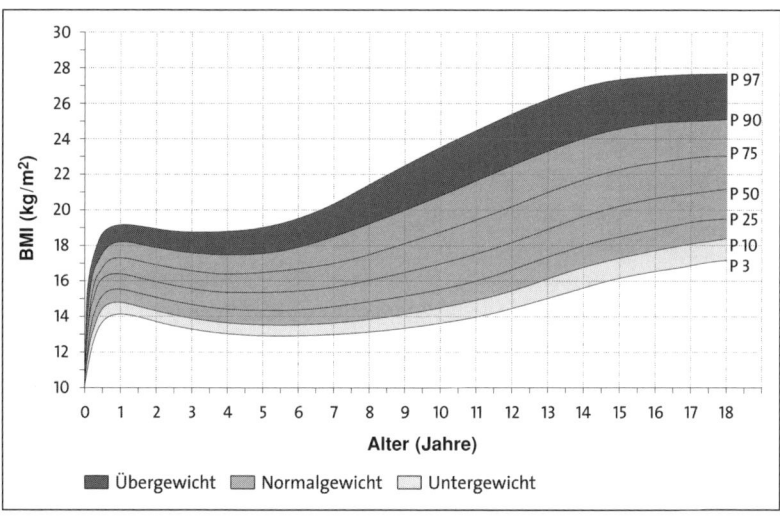

Abbildung 1: Perzentile für den Body-Mass-Index von Jungen im Alter von 0 bis 18 Jahren

Beispiel:

Der 10-jährige Sascha misst 157 cm und wiegt 65 kg. Sein BMI beträgt (BMI = Gewicht [kg] / Körpergröße $[m]^2$) $= 65 / 1{,}57^2 = 26{,}4$. Damit liegt er über der 97. Perzentile (P97) und ist als extrem übergewichtig zu bezeichnen.

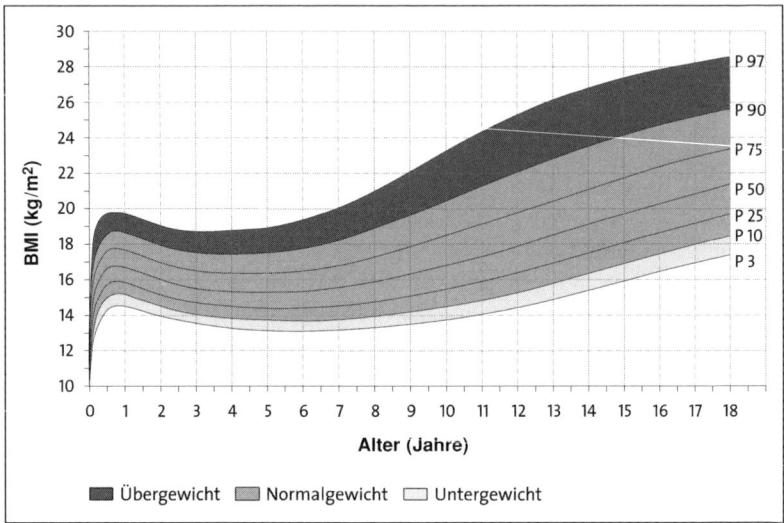

Abbildung 2: Perzentile für den Body-Mass-Index von Mädchen im Alter von 0 bis 18 Jahren

Die komplizierte Berechnung des BMIs und die Einteilung in Perzentilen kann auch im Internet erfolgen (www.mybmi.de). Auch Ihr Kinderarzt kann sie durchführen, da er zudem über geeichte Messgeräte für Größe und Gewicht verfügt. Als Abschätzung für den Normalbereich kann auch Tabelle 1 dienen.

1.3 Ist mein Kind aufgrund von Krankheit übergewichtig?

Krankheiten als Ursachen des Übergewichts sind sehr selten und liegen bei weniger als 1 % aller übergewichtigen Kinder vor. Hinweise hierauf stellen dar:
- Kleinwuchs oder ein vermindertes Wachstum,
- Müdigkeit,
- eine Vergrößerung der Schilddrüse oder
- eine sehr rasche Gewichtszunahme.

Sollten Sie eines dieser Zeichen bei Ihrem Kind beobachten oder Übergewicht verbunden mit allgemeiner Entwicklungsverzögerung bei Ihrem Kind vorliegen, so sollten Sie einen Kinderarzt aufsuchen, um eine zugrundeliegende

Tabelle 1: Abschätzung für den Normalbereich

Körpergröße in cm	Normalbereich Gewicht in kg		Körpergröße in cm	Normalbereich Gewicht in kg	
	von	bis		von	bis
82	11	13	136	26	37
84	11	14	138	26	37
86	11	14	140	28	39
88	11	15	142	29	41
90	12	15	144	30	42
92	12	16	146	31	44
94	12	17	148	33	45
96	12	17	150	34	47
98	13	18	152	35	48
100	13	19	154	37	50
102	14	19	156	38	52
104	14	20	158	39	54
106	15	21	160	41	55
108	15	22	162	42	57
110	16	23	164	44	59
112	16	23	166	46	61
114	17	24	168	47	63
116	17	25	170	49	65
118	18	26	172	51	67
120	19	27	174	52	69
122	20	28	176	54	72
124	20	29	178	56	74
126	21	30	180	58	76
128	22	32	182	60	78
130	23	33	184	62	81
132	24	34	186	64	83
134	25	35	188	66	86

Krankheit auszuschließen. Symptome, die häufig bei Übergewichtigen anzu-
treffen sind und keine Krankheit darstellen, sind unblutige Hauteinrisse durch
die Gewichtszunahme („Schwangerschaftsstreifen") und eine Brustdrüsen-ähn-
liche Schwellung bei übergewichtigen Jungen durch das vermehrte Fettgewebe.

Auch psychiatrische Erkrankungen (insbesondere Essstörungen) können eine
Adipositas auslösen oder unterstützen. Sollte Ihr Kind:
• selbst Erbrechen herbeiführen,
• sehr große Nahrungsmengen in kurzer Zeit verzehren oder
• Abführmittel benutzen,

sollten Sie unbedingt einen Kinder- und Jugendpsychiater zurate ziehen.

Übermäßiges Essen kann dazu dienen, psychologische Probleme zu ver-
schleiern. Falls Sie mindestens drei der folgenden Fragen mit „Ja" beantwor-
ten, geht es Ihrem Kind nicht gut:
• Ist Ihr Kind häufig unerklärlich traurig?
• Zieht Ihr Kind sich mehr und mehr auch von seinen Freunden zurück?
• Fällt es Ihrem Kind schwer, Freunde zu finden, oder hat es keine Freunde?
• Klagt Ihr Kind häufig über Albträume?
• Hat Ihr Kind häufig Einschlaf- oder Durchschlafschwierigkeiten?
• Sind die Schulnoten plötzlich deutlich schlechter geworden?
• Werden Sie von anderen gefragt, die Ihr Kind auch gut einschätzen kön-
  nen, was mit Ihrem Kind los sei?

Sollte es Ihrem Kind nicht gut gehen, ist es wichtig, die Ursachen der unangenehmen Gefühle zu ermitteln, bevor das Problem des Übergewichts in Angriff
genommen werden kann. Dafür benötigen Sie sehr viel Fingerspitzengefühl.
Möglicherweise kommen Sie nicht ohne die fachkundige Hilfe eines Kinder-
und Jugendpsychotherapeuten aus. In jedem Falle ist es wichtig nachzuvoll-
ziehen, was mit Ihrem Kind los ist. Erst wenn es Ihrem Kind gefühlsmäßig
wieder besser geht, kann das Problem des Übergewichts in Angriff genommen
werden.

1.4 Werden aus übergewichtigen Kindern auch übergewichtige Erwachsene?

Pummelige Babys wachsen nicht zwangsläufig zu dicken Kindern heran. Frü-
here Aussagen, nach denen Fettzellen, die einmal angelegt werden, für das Entstehen von Übergewicht bei Kindern und Jugendlichen bestimmend seien, sind

heute nicht mehr haltbar. Jedoch steigt mit dem Alter der übergewichtigen Kinder das Risiko deutlich an, auch als Erwachsener übergewichtig zu sein. Von den übergewichtigen Kleinkindern bis zu 3 Jahren werden 14 % zu übergewichtigen Erwachsenen. Von den 7-jährigen Kindern mit Übergewicht nehmen bereits 41 % dieses Problem mit ins Erwachsenenalter. Das höchste Risiko, lebenslang mit Übergewicht belastet zu sein, finden wir in der Altersgruppe ab 10 Jahren. Aus ihnen werden zu 70 bis 80 % übergewichtige Erwachsene.

Das Gewicht der Eltern stellt einen weiteren wichtigen Faktor dar für das Risiko, als Erwachsener übergewichtig zu sein. Ein übergewichtiges Kleinkind hat ein vierfach höheres Risiko, auch noch im Erwachsenenalter übergewichtig zu sein, wenn auch ein Elternteil selber übergewichtig ist, während das Risiko gering ist, wenn die Eltern beide normalgewichtig sind.

> **Gut zu wissen:**
>
> Je länger das Übergewicht besteht und wenn weitere Familienmitglieder übergewichtig sind, desto größer ist das Risiko für Kinder, das Übergewicht auch im Erwachsenenalter zu behalten. Der Spruch „das wächst sich aus" trifft nach dem Kleinkindesalter nicht mehr zu!

1.5 Was ist ein realistisches Gewichtsziel?

Bevor wir zu den Behandlungsmöglichkeiten des Übergewichts im Kindesalter kommen, soll noch geklärt werden, was ein realistisches Gewichtsziel ist und wie Erfolg gemessen werden kann. Bei dem Versuch, Übergewicht zu reduzieren, ist es entscheidend, realistische Erwartungen zu haben, da Sie und Ihr Kind ansonsten leicht enttäuscht werden können. Möglicherweise haben Sie zusammen schon viel erreicht und vielleicht nur zu viel erwartet. Tritt die Enttäuschung erst einmal auf, besteht die große Gefahr, alles hinzuwerfen. Damit wäre jedoch niemandem geholfen und nichts gewonnen.

Diäten mit strengen Kalorienplänen und Verboten werden gerne als vermeintlich schnell wirksame Möglichkeit der Gewichtsreduzierung in Angriff genommen. Meist auch mit anfänglichem Erfolg. Allerdings hält dieser in der Regel nicht lange an. Die „heruntergehungerten" Kilos werden meist innerhalb kürzester Zeit wieder zugenommen mit dem Ergebnis, dass man nach einer Diät mehr wiegt als zuvor. Bei dieser Entwicklung spricht man vom sogenannten Jo-Jo-Effekt. Die Erklärung hierfür liegt darin, dass bei einer raschen Gewichtsabnahme der Körper seinen Energieverbrauch auf Sparflamme schaltet. Ein übergewichtiger Mensch, der rasch an Gewicht verliert, benötigt daher, um ein bestimmtes Gewicht zu halten, viel weniger Energie als ein Mensch, der schon immer dieses Gewicht besaß (rund 10 % Differenz). Ernährt sich der übergewichtige Mensch wieder wie vor der Gewichtsabnahme, was aufgrund des aufkommenden Hungergefühls zu erwarten ist, wird sein Gewicht daher noch mehr ansteigen, als es vorher einmal betragen hat, da der Energieverbrauch noch auf Sparflamme geschaltet ist.

Gut zu wissen:

Kurzfristige schnelle Gewichtsabnahmen sind aufgrund der Gegenregulationsmechanismen des Körpers meist nicht von langfristiger Dauer!

Solche Diäterlebnisse sind sehr frustrierend. Als Erwachsener kann man vielleicht mit derartigen Misserfolgen einigermaßen umgehen. Bei Kindern und Jugendlichen ist das anders. Strenge Essensregeln, Kalorienzählen, Verbote von Lebensmitteln können die Entwicklung eines gesunden Essverhaltens negativ beeinflussen. Verbote setzen sich in den Köpfen fest und fixieren die Kinder und Jugendlichen darauf, diese Verbote einzuhalten. Als Folge entwickelt sich oft ein Heißhunger auf die verbotenen Lebensmittel.

Geheimnis des Erfolges: langsam, aber stetig

Der einzige Erfolg versprechende Ausweg, um dem Jo-Jo-Effekt zu entgehen, ist eine behutsame, langfristige Reduktion des Übergewichts, was aber eine hohe Motivation und Ausdauer voraussetzt. Dies kann von Kindern nicht alleine erwartet werden, deswegen benötigen sie immer den Rückhalt ihrer Familie.

Solange Ihr übergewichtiges Kind seinem Alter entsprechend wächst, ist ein stabiles Gewicht bereits ein riesiger Erfolg. Ein Gewichtsstillstand über ein Jahr beim wachsenden Kind entspricht in etwa einer Gewichtsreduktion von 10 kg bei einem ausgewachsenen Erwachsenen! Setzen Sie bitte daher bei einem wachsenden Kind keine Gewichtsabnahme als Ziel!

Gut zu wissen:

Gewichtsstillstand ist das Behandlungsziel bei wachsenden Kindern mit Übergewicht! Bei Jugendlichen ist eine Gewichtsabnahme von 1 (bis 2) kg pro Monat realistisch.

Es hat sich gezeigt, dass sich bereits bei diesem Ausmaß der Übergewichts-reduktion die Folgeerkrankungen des Übergewichts deutlich verbessern!

Beispiel:

Michael (12 Jahre) hat kaum noch Hosen, die ihm passen. Sie sind zwar nicht zu kurz, aber am Hosenbund geht der Knopf kaum zu. Seine Mutter einigt sich mit ihm, dass bei einer Gewichtsabnahme von 5 kg eine neue moderne Hose, die sich Michael sehr wünscht, genehmigt wird.

In diesem Beispiel wird ein viel zu schwieriges Ziel vereinbart. Michael ist gerade im pubertären Wachstumsschub, d. h., er wächst etwa 12 bis 14 cm/ Jahr, was alleine schon eine normale Gewichtszunahme von 9 bis 10 kg nach sich zieht. Insgesamt haben Mutter und Sohn somit auf das Jahr gesehen eine Gewichtsabnahme von mehr als 15 kg vereinbart, wenn das Wachstum be-rücksichtigt wird. Sollte Michael schaffen dieses Ziel zu erreichen, wäre das natürlich „super". Allerdings ist diese Vereinbarung kaum zu erreichen, und er wird möglicherweise beim Verfehlen dieses Ziels sehr frustriert sein. Dass er bereits bei einem Gewichtsstillstand während des Wachstumsschubes sein Übergewicht schon deutlich reduziert hat, ist ihm und seinen Eltern gar nicht bewusst und er resigniert möglicherweise. Kleine Ziele erfolgreich abzuschlie-ßen (d. h. Gewichtsstillstand über z. B. 2 Monate) führt hingegen zu einer ver-stärken Motivation. Das langfristige Ziel einer dauerhaften Übergewichts-reduktion kann somit viel besser erreicht werden.

Wie kann Erfolg gemessen werden?

Der Erfolg aller Bemühungen spiegelt sich zuerst auf der Waage wieder. Bis Veränderungen äußerlich sichtbar werden, Hosen rutschen oder kleinere Klei-dergrößen passen, vergeht einige Zeit, auch wenn alles „perfekt" gemacht wird. Werden Teilerfolge erreicht und bemerkt, führt dies häufig zu einem neuen Motivationsschub. Ein positiv verändertes Aussehen wird meist zuerst von Personen bemerkt, die das Kind längere Zeit nicht gesehen haben (z. B. Verwandte), da die Veränderungen schleichend auftreten und Personen, die die Kinder täglich sehen (z. B. Eltern), diese gar nicht wahrnehmen können.

Um die Motivation zu steigern durch Erreichen von Etappenzielen und zur Kontrolle, ob die Bemühungen zum Erfolg führen, ist es sehr wichtig, Ihr

Kind regelmäßig zu wiegen. Dazu soll Ihr Kind aber keineswegs jeden Tag auf die Waage (Gewichtsschwankungen von bis zu 1 kg sind im Tagesverlauf normal). Ideal sind einmal wöchentliche Gewichtskontrollen jeweils zur selben Zeit (z. B. immer Sonntagmorgen). Es hilft auch, das wöchentliche Gewicht in einem Heft zu protokollieren, um mitzubekommen, wenn das Gewicht möglicherweise schleichend, aber stetig nach oben geht. Vielleicht können Sie Ihr Kind auch beim Kinder-/Hausarzt einmal wöchentlich wiegen lassen. Eine „äußere" Kontrolle ist manchmal auch ein Motivationsschub.

Ohne Gewichtskontrollen kommt man nicht aus. Bis man eine Gewichtszunahme „spürt" (d. h. Hosen werden zu eng, Aussehen verändert sich), hat man im Durchschnitt mehr als 4 kg zugenommen. Wenn man aber erst dann bemerkt, dass die Bemühungen nicht ganz erfolgreich sind, hat man viel Zeit verschenkt und muss erneut bei einem höheren Ausgangsgewicht beginnen.

Gut zu wissen:

Einmalige wöchentliche Gewichtskontrollen sind erforderlich und ausreichend, um Erfolge und Ausrutscher frühzeitig zu erfassen!

2 Wissenswertes zur Ernährung

2.1 Was braucht mein Kind?

Liebe Eltern, Sie fragen sich vielleicht, was ist die richtige, gesunde Kinderernährung? Zunächst gilt einmal:

Gut zu wissen:

Kinderernährung ist Familienernährung, also eine Kost für die *gesamte* Familie, egal ob dick oder dünn, klein oder groß.

Mit diesem Ratgeber möchten wir Ihnen dabei helfen, die Ernährung in Ihrer Familie so zu gestalten, dass Ihr Kind ohne Diätfrust sein Gewicht normalisieren kann. Dazu brauchen Sie keine Kalorien- oder Nährwerttabellen, denn wir zeigen Ihnen ganz praktisch anhand unseres Konzepts der Optimierten Mischkost *OptimiX*, wie Ihr Kind mit allen benötigten Nährstoffen für Wachstum und Entwicklung gut versorgt wird. Vorab nur kurz das Wichtigste zu Kalorien und Nährstoffen, damit Sie verstehen, warum wir manche Lebensmittel besonders empfehlen und andere weniger.

Kalorien und Nährstoffe: kurz gefasst

Jeder Mensch braucht *Energie,* um den Körper für seine lebenswichtigen Funktionen zu versorgen und um aktiv zu sein. Die Energie misst man in Kilokalorien, abgekürzt kcal, oder Kilojoule, abgekürzt kJ. Der Energiebedarf setzt sich im Wesentlichen aus drei Bausteinen zusammen: Dem Grundumsatz, der den größten Teil ausmacht, dem Leistungsumsatz für die körperliche Aktivität und einem geringen Anteil an Energie für die Nährstoffverarbeitung im Körper.

Der Grundumsatz ermöglicht es unserem Körper, lebenswichtige Funktionen auszuüben, z. B. das Herz schlagen zu lassen, die Atmung aufrechtzuerhalten und das Blut durch den Körper fließen zu lassen. Der Leistungsumsatz ist die Energiemenge, die benötigt wird, um unseren Körper bei den Tagesaktivitäten zu unterstützen, zum Beispiel beim Gehen, Laufen, Sitzen und Sport treiben.

Gut zu wissen:

Den Energieumsatz des Körpers können Sie mit einem Autotank vergleichen: Ihr Auto muss getankt werden, damit Sie damit fahren können. Genauso ist es mit unserem Körper: Wenn wir aktiv sein wollen, müssen wir
ihm Energie zuführen.

Energielieferanten der Nahrung sind Fette, Kohlenhydrate und Eiweiß. *Fett*
ist am energiereichsten. Fettreiche Lebensmittel sind deshalb in der Regel auch
kalorienreich. *Fette* finden sich vor allem versteckt in tierischen Lebensmittel-
produkten (z. B. Wurst, Fleisch) und den meisten Süßigkeiten sowie natürlich
in den sichtbaren Fetten wie Butter, Margarine und Speiseöl.

Kohlenhydrate kommen in Form von Stärke vor allem in Getreide vor, aber
auch in Obst und Gemüse. Diese Lebensmittel enthalten neben vielen wichtigen Nährstoffen (Vitamine, Mineralstoffe) und gesundheitsförderlichen sekun-
dären Pflanzenstoffen meist auch viel Ballaststoffe, die den Sättigungswert
erhöhen, ohne dass sie Kalorien liefern. *Zucker* zählt ebenfalls zu den Kohlenhydraten, enthält aber keine weiteren Nährstoffe. Zucker findet sich in gesüßten Getränken und in vielen Süßigkeiten. Er liefert schnell Energie, danach ist
man aber auch schnell wieder hungrig. Nebenbei: Häufiger Zuckergenuss führt
auch zu Karies.

Eiweiße sind wichtig als Baustoffe für den Körper. Sie kommen vor allem in
Milch, Milchprodukten und Fleisch vor, aber auch in Vollkornprodukten und
Hülsenfrüchten. Um die ausreichende Eiweißversorgung müssen Sie sich
keine Sorgen machen, denn Kinder und Jugendliche nehmen heute mit ihrer
Nahrung reichlich Eiweiß auf.

Vitamine, z. B. Vitamin A, B_1, B_6, C, und *Mineralstoffe* (z. B. Calcium, Mag-
nesium, Eisen, Jod) braucht der Köper nur in winzigen Mengen. Dennoch spielen sie eine wichtige Rolle für die Gesunderhaltung (z. B. die Immunabwehr),
das Wachstum und die Entwicklung. Wenn Kinder und Jugendliche mit allen
diesen Nährstoffen gut versorgt sind, werden auch das Lernen in der Schule
sowie die Leistungsfähigkeit beim Sport begünstigt.

Was sind die Dickmacher in der Ernährung?

Lebensmittel können bei gleichem Volumen eine ganz unterschiedliche Kalorienzahl und damit Energiemenge enthalten. Unser Sättigungsgefühl hängt
jedoch vom Volumen der Nahrung ab und weniger von der zugeführten Kalo-

rienzahl. Damit wird verständlich, dass bestimmte Nahrungsmittel mit kleinem Volumen und hoher Kalorienzahl pro Volumen leicht zu Übergewicht führen können.

Fette haben bei geringstem Volumen den höchsten Kaloriengehalt. Sie enthalten 9 kcal pro Gramm, während Kohlenhydrate und Einweiße nur 4 kcal pro Gramm enthalten. Ferner führen Fette gegenüber den anderen Energielieferanten wie Eiweiße und Kohlenhydrate zu einer geringeren Sättigung. Die Häufigkeit und das Ausmaß des Übergewichts werden daher unter anderem von der Menge des konsumierten Fetts bestimmt. Versteckte Fette finden sich vor allem in Süßigkeiten (wie z. B. Schokolade und Gebäck, diese müssten eigentlich besser als „Fettigkeiten" bezeichnet werden), Snacks und Fast-Food-Gerichten, aber auch in Vollmilch, Käse und Wurst.

Gut zu wissen:

Viel Fett macht fett! Fettreich sind vor allem tierische Lebensmittel, Süßigkeiten und viele Fast-Food-Gerichte.

Beispiel:

1 Tafel Schokolade enthält 30 g Fett und 540 Kilokalorien, dies entspricht der Kalorienzahl von sieben mittelgroßen Äpfeln (1 Apfel (130 g) = 75 kcal und 1 g Fett).

Neben den Inhaltsstoffen der Lebensmittel kommt es darauf an, wie der Körper die Lebensmittel verarbeiten kann. Die unverdaulichen *Ballaststoffe,* die vor allem in pflanzlichen Lebensmitteln zu finden sind, helfen, die Lebensmittel optimal, dass heißt langsam zu verarbeiten. Im Gegensatz zu den sogenannten komplexen Kohlenhydraten (z. B. der Stärke in Vollkornbrot, Kartoffeln und Hülsenfrüchten) führt der Verzehr einfacher Kohlenhydrate (v. a. Zucker) zu einer massiven Ausschüttung des Hormons Insulin, damit der Blutzucker im Normbereich gehalten wird. Diese starke Ausschüttung von Insulin erzeugt dann ein starkes Hungergefühl, wenn die zugeführte Energie rasch wieder abgebaut wird. Einfache Kohlenhydrate wie *Zucker* werden vom Körper sehr schnell abgebaut. Daher führt der Genuss von Zucker in Lebensmitteln bereits nach wenigen Stunden wieder zu einem Hungergefühl im Gegensatz zum Verzehr von z. B. Vollkornbrot.

Gut zu wissen:

Zucker führt langfristig zu einem vermehrten Hungergefühl!

Beispiel:

Eine Scheibe Weißbrot enthält 20 g Kohlenhydrate und 1,4 g Ballaststoffe. Eine Scheibe Brot aus Vollkornmehl enthält ebenfalls 20 g Kohlenhydrate, jedoch 4 g Ballaststoffe. Nach Verzehr einer Scheibe Weißbrot tritt nach ungefähr 1,5 Stunden wieder ein Hungergefühl ein, bei Verzehr derselben Menge Vollkornbrot erst nach etwa drei Stunden.

Getränke können eine wesentliche Kalorienquelle darstellen. Man trinkt, weil man Durst, nicht, weil man Hunger hat. In manchen Getränken, die zuckerhaltig sind, verstecken sich aber so viele Kalorien wie in einer Zwischenmahlzeit. Zu den zuckerhaltigen Getränken gehören gesüßte Produkte wie z. B. Cola, Fanta, Eistee, aber auch Getränke mit hohem natürlichen Fruchtzuckeranteil wie z. B. Orangensaft und Apfelsaft. Diese Getränke enthalten nicht nur Kalorien, sie führen auch bei Genuss größerer Mengen durch den hohen Zuckerzusatz nach wenigen Stunden erneut zu Hunger.

Gut zu wissen:

Süße Getränke machen dick!

Beispiel:

1 Glas Cola (0,25 ml) enthält 25 g Zucker (= 9 Stück Würfelzucker) und damit 100 kcal.

Was essen Kinder heutzutage?

Die Ernährungspraxis von Kindern und Jugendlichen wird seit 20 Jahren in einer speziellen Langzeitstudie am Forschungsinstitut für Kinderernährung in Dortmund „unter die Lupe" genommen (die sogenannte DONALD-Studie). Wenn Sie die Ergebnisse dieser Studie mit dem vergleichen, was Ihr Kind täglich isst und trinkt, werden Sie feststellen, dass Ihr Kind sich in seinen Ernährungsgewohnheiten möglicherweise gar nicht so sehr von der Mehrzahl der Kinder und Jugendlichen heute unterscheidet. Kinder und Jugendliche essen in allen Altersgruppen gerade einmal die Hälfte der empfohlenen täglichen Mengen an Gemüse, langen aber bei Süßigkeiten umso mehr zu (vgl. Abbildung 3). Dabei sind die Süßigkeiten nicht nur reich an Zucker, sondern auch an Fett, und liefern dann bereits in kleinen Portionen viel Kalorien, ohne gut zu sättigen. Dagegen rangiert Vollkornbrot, das viel Ballaststoffe enthält und anhaltend sättigt, bei der Lebensmittelauswahl der Kinder weit hinter dem üblichen Graubrot und Weißbrot. Bei Milch und Joghurt werden die fettreichen Vollmilchprodukte bevorzugt, auch bei Wurst sind die fettreichen Wurstwaren am beliebtesten.

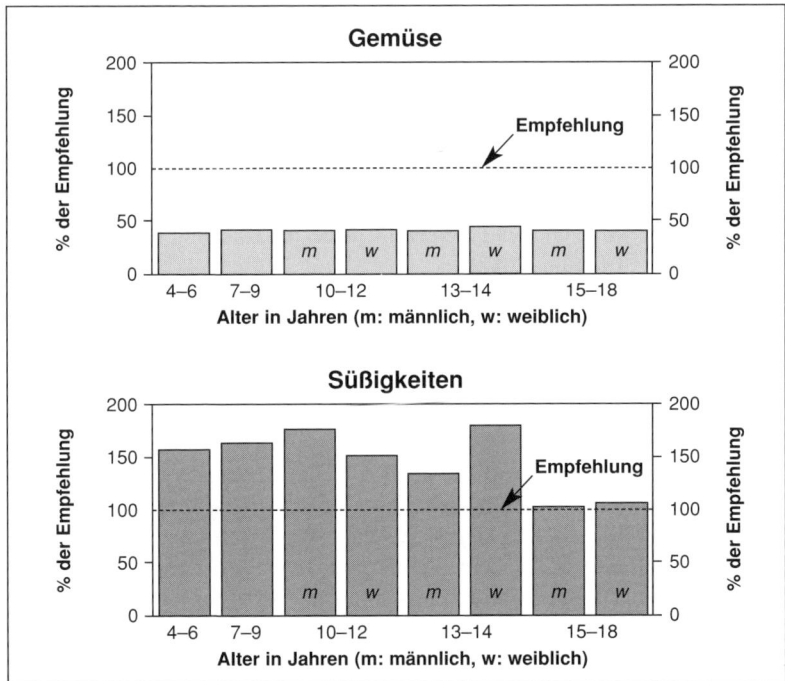

Abbildung 3: Durchschnittlicher täglicher Verzehr von Gemüse und Süßigkeiten von deutschen Kindern (aus der DONALD-Studie des FKE) im Vergleich zur empfohlenen Menge in OptimiX (Linie bei 100 %)

Es gibt aber auch erfreuliche Ergebnisse, die Sie dazu ermutigen können, unsere Ratschläge aufzugreifen. Beispielsweise ist der Fettverzehr in den letzten

Jahren zurückgegangen (vgl. Abbildung 4). Ein Grund dafür ist, dass anstatt fettreicher Milch in den letzten Jahren vermehrt fettarme Milch in den Familien verwendet wird.

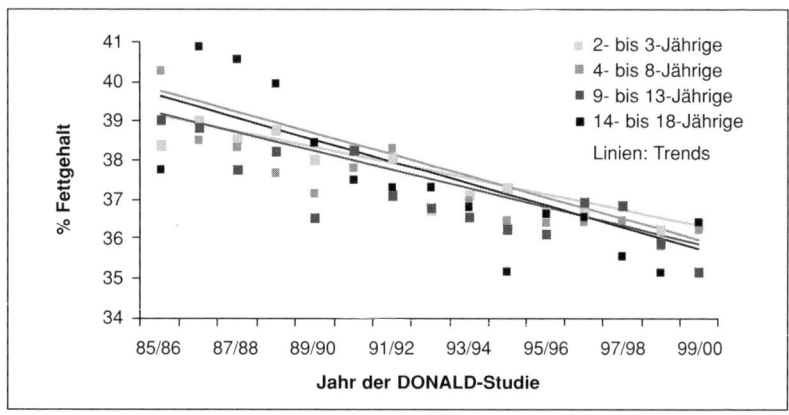

Abbildung 4: Prozentualer Fettverzehr in der DONALD-Studie zwischen 1985 und 2000

2.2 Langfristige Änderung der Ernährung mit OptimiX

Wie können Sie, Ihr Kind und Ihre gesamte Familie lernen, wie Sie langfristig eine ausgewogene, gesunde Ernährung im Alltag umsetzen können? Dabei hilft Ihnen das Ernährungskonzept *OptimiX*. Wir stellen Ihnen zunächst die Grundlagen von OptimiX vor und zeigen Ihnen dann, wie Sie Ihr Kind und Ihre Familie durch verschiedene Übungen und spannende Tests an OptimiX heranführen können. Sie werden feststellen, dass Ihre Familie dabei nicht nach strengen Regeln essen muss oder gar auf bestimmte Lebensmittel verzichten muss.

OptimiX, was ist das?

OptimiX ist ein Ernährungskonzept, das vom Forschungsinstitut für Kinderernährung, Dortmund (FKE) entwickelt wurde. Es eignet sich für alle Kinder und Jugendlichen, ganz gleich, ob sie Gewichtsprobleme haben oder nicht. OptimiX ist sehr praxisnah. Sie brauchen dazu keine Ernährungslehre oder Kalorientabellen. Denn mit OptimiX erhalten die Kinder alle Nährstoffe, die sie brauchen, ohne dass das Kalorienkonto überlastet wird. Auf spezielle Diätprodukte, die in der Regel teuer sind, können Sie verzichten. Für OptimiX braucht man nur übliche Lebensmittel, die Sie in jedem Lebensmittelgeschäft kaufen können. Und was ganz wichtig ist: *OptimiX schmeckt.* Das haben viele Geschmackstests gezeigt, die das Forschungsinstitut für Kinderernährung (FKE) in Dortmunder Schulen durchgeführt hat.

OptimiX ist außerdem eine sogenannte „Vorbeugungskost" oder anders ausgedrückt *Präventionskost.* Denn mit einer gesunden Ernährung von Kindheit an kann späteren Erkrankungen im Erwachsenenalter, wie z. B. Herz-Kreislauf-Erkrankungen, der Zuckerkrankheit (Diabetes mellitus Typ 2), Osteoporose und auch manchen Krebserkrankungen, die aus einer langjährigen falschen Ernährungsweise entstehen können, vorgebeugt werden.

Einfache Regeln für die Lebensmittelauswahl

Die Ernährung mit OptimiX ist nicht schwierig. Denn für die Lebensmittelsauswahl braucht man sich nur drei einfache Regeln zu merken (vgl. Abbildung 5):
- *Reichlich* sollen Getränke und pflanzliche Lebensmittel (Obst, Gemüse, Vollkornprodukte) verzehrt werden. Regelmäßiges und ausreichendes Trinken von Wasser begünstigt die Gewichtsabnahme. Pflanzliche Lebensmittel enthalten gut sättigende Ballaststoffe, praktisch kein Fett (also wenig Kalorien), aber viele Vitamine und Mineralstoffe.
- *Mäßig* sollten tierische Lebensmittel (Milch/Milchprodukte, Fleisch/Wurst, Fisch, Eier) verzehrt werden. In Lebensmitteln wie z. B. Fleisch, Wurst, Milch und Käse versteckt sich gerne Fett mit vielen gesättigten Fettsäuren. Deshalb empfehlen wir, fettarme Varianten auszuwählen (vgl. Seite 31 ff.).
- *Sparsam* sollten fett- und zuckerreiche Lebensmittel verzehrt werden. Dazu zählen Speisefette (Öle, Margarine, Butter), fettreiche frittierte und panierte Speisen, Süßigkeiten (z. B. Schokolade, Eiscreme, gesüßte Getränke). Diese Lebensmittel sind kalorienreich, aber arm an wichtigen Nährstoffen. Wenn man diese Lebensmittel nur ab und zu und in kleinen Mengen isst, kann man Kalorien einsparen. Und die Kinder erhalten eine gesunde Ernährung, die sie auch langfristig beibehalten können.

Die drei Regeln für die Lebensmittelauswahl gelten für Kinder, Jugendliche und Erwachsene. Die Optimierte Mischkost kann also in der gesamten Familie umgesetzt werden; so können bei der Veränderung des Ernährungs- und Essverhaltens alle an einem Strang ziehen.

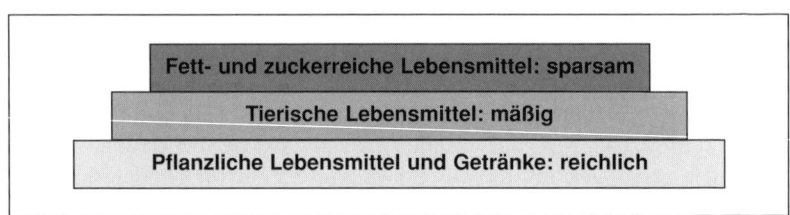

Abbildung 5: Die drei Regeln bei OptimiX

Gut zu wissen:

Sie werden festgestellt haben, dass in OptimiX *keine Verbote* von „ungesunden" Lebensmitteln ausgesprochen werden. Ungesunde Lebensmittel gibt es eigentlich gar nicht, vielmehr kommt es auf die Mengenverhältnisse an. Jedes Lebensmittel hat seinen speziellen Stellenwert in einer gesunden Ernährung. Milch ist zwar fettreich, aber auch z. B. reich an Calcium. Calcium ist ein wichtiger Baustein für das Knochenwachstum. In OptimiX wird von jeder Lebensmittelgruppe gegessen, im richtigen Verhältnis sind ab und zu dann auch Pommes frites und Co. erlaubt.

Wie geht das in der Praxis?

Wie kann nun die Optimierte Mischkost in Ihrem Alltag umgesetzt werden? Ein ganz einfaches Prinzip kann Ihnen dabei helfen: Das *Ampelsystem* (vgl. Tabelle 2 auf Seite 28 ff.). Die drei Regeln der Optimierten Mischkost können mit Hilfe der Ampelfarben praktisch umgesetzt werden:

Die *grüne* Ampelfarbe steht für „*reichlich*". Von der grünen Ampelfarbe kann gerne und häufig bei Hunger und Durst verzehrt werden, denn sie ist der „Sattmacher" und bringt viele Vitamine, Mineralstoffe und Ballaststoffe.

Zur grünen Ampelfarbe gehören:
- *Getränke:* Getränke sollen den Durst löschen. Deshalb sollen sie kalorienfrei sein, wie Leitungswasser, Mineralwasser, ungesüßte Kräuter- und Früchtetees, oder kalorienarm, wie stark verdünnte Obstsaftschorlen.
- *Obst und Gemüse:* Sämtliche Obst- und Gemüsesorten, sowohl frisch als auch tiefgefroren, gehören zu der grünen Ampelfarbe. Wichtig bei Tiefkühlkost ist jedoch, dass kein Zusatz von Butter, Sahne oder Zucker enthalten ist.
- *Vollkornprodukte:* Hierzu gehören z. B. Vollkornbrot, Vollkorntoast, Haferflocken, Vollkornnudeln und Naturreis.

Die *gelbe* Ampelfarbe steht für „*mäßig*". Von dieser Gruppe können Sie und Ihre Kinder gerne verzehren, Sie sollen aber auf die Menge achten. Die gelbe Ampelfarbe beinhaltet:

- Fettarme Wurst- und Käsesorten,
- fettarme Milch- und Milchprodukte (bis zu einem Fettgehalt von 1,8 %),
- Süßigkeiten mit geringem Fettgehalt wie z. B. Gummibärchen und Salzstangen,
- reine Fruchtsäfte, die Kalorien nur aus dem fruchteigenen Zucker enthalten.

Die *rote* Ampelfarbe steht für „*sparsam*" oder „*Stopp*". Von diesem Ampelbereich sollte man wenig essen und nicht jeden Tag. Er beinhaltet *fett- und zuckerreiche* Lebensmittel mit vielen Kalorien wie:

- Speisefette,
- Vollmilchprodukte (3,5 % Fett),
- fettreiche Wurst- und Käsesorten,
- Schokoladenprodukte, Nuss-Nougat-Creme, Sahnetorten,
- Fruchtsaftgetränke und Limonaden mit zugesetztem Zuckerwasser.

Bei der Einübung des Ampelsystems (vgl. Tabelle 2) geht es darum, dass Sie und Ihr Kind lernen, eigenständig mit den Lebensmitteln umzugehen. Sie stellen z. B. fest, dass ein fettreiches Lebensmittel wie Leberwurst zum „roten" Ampelbereich gehört, dass es aber leckere fettarme Alternativen im gelben Ampelbereich (z. B. Geflügelwurst) gibt. In Tabelle 3 finden Sie eine Auflistung zum Austausch von Lebensmitteln aus dem roten Ampelbereich durch Lebensmittel aus dem grünen und gelben Ampelbereich.

Praxistipp

Das Ampelsystem (vgl. Tabelle 2) sollte in Ihrem Haushalt einen festen Platz einnehmen. Am besten suchen Sie sich einen Platz in der Küche, wo Sie die Ampeltabelle der folgenden Seiten anbringen, damit Sie anfangs immer wieder nachschauen können. Nehmen Sie Ihre beliebtesten Kochrezepte, die auch Ihre Kinder gerne essen, zur Hand und schauen Sie sich die Zutaten an. Was ist evtl. an diesem Rezept veränderbar? Versuchen Sie die Zutaten nach den Ampelfarben anzumalen und rote Bereiche durch gelbe Alternativen auszutauschen, z. B. in der Lasagne statt fettreichem Gehacktem halb und halb mageres Rindergehacktes einzusetzen, statt der Bechamelsoße mit Crème fraîche besser saure Sahne usw. Wie das geht, zeigt auch unsere Rezeptsammlung (vgl. Seite 139 ff.). Sie werden sehen, wie einfach kalorienreiche Lebensmittel auszutauschen sind und dass Ihr Rezept trotzdem gekocht werden kann und gar nicht so anders schmeckt. Vielleicht bemerkt es Ihre Familie nicht einmal.

Tabelle 2: Das Ampelsystem

Grüne Ampel Prima! Okay bei Hunger	Gelbe Ampel Kann ich essen, aber nicht zuviel!	Rote Ampel Stopp! Selten und wenig!
	Getränke	
Leitungs-, Mineralwasser, alle Teesorten ungesüßt Obstsaftschorle 2 T. Wasser/1 T. Saft	100 % Fruchtsäfte bzw. frisch gepresst Light-Getränke, z. B. Cola light + Fruchtsäfte Gemüsesäfte	Fruchtsaftgetränke, z. B. Capri Sonne, Fruchtnektare, Eistee, Malzbier, Limonaden Cola, Fanta usw. Gar nicht: alk. Getränke
	Brot und Getreideprodukte	
Vollkornbrot, -brötchen, -toast, Vollkornknäckebrot	Körnerbrot, Roggenbrot, Mischbrot, Weißbrot Toastbrot, Brötchen, Rosinenbrötchen, Milch- + Laugenbrötchen, Knäckebrot	Croissant, Schokoladencroissant, Schoko- ladenbrötchen, Käsebrötchen
Getreideflocken ohne Zucker Müsli ohne Zucker und ohne Nüsse Vollkornnudeln, Vollkorn- bzw. Naturreis	Cornflakes Müsli mit Zucker Helle Nudeln, weißer Reis	Frühstückscerealien mit viel Zucker + Nüssen, z. B. Honig Pops, Smacks, Frosties, Schokomüsli, Knuspermüsli, Crunchy
	Brotaufstriche	
Senf, Tomatenmark	Honig, Marmelade vegetarische Brotaufstriche bis 30 % Fett	Nuss-Nougat-Creme, Erdnuss-, Mandelcreme Nussmus, veg. Brotaufstriche > 30 % Fett
	Kartoffeln und Kartoffelprodukte	
Pellkartoffeln, Folienkartoffeln, Salzkartoffeln	Kartoffelbrei mit 1,5 % Milch o. Fettzusatz Pommes frites/Kroketten a. d. Backofen Gnocchi, Kartoffelsalat mit Joghurtsoße	Bratkartoffeln Pommes frites/Kroketten a. d. Friteuse Kartoffelpuffer, Reibekuchen, Kartoffelsalat

Gemüse und Salat		
Frisches Gemüse und Tiefkühlware, alle Salate, Hülsenfrüchte	Fertigprodukte + Zusatz wie Sahne/Butter, z. B. Buttergemüse/Rahmspinat Gemüsekonserven, z. B. Erbsen/Möhren	

Obst und Nüsse		
Frisches Obst und Tiefkühlware, z. B. Obstkonserven in Wasser, Maronen	Trockenobst (z. B. Rosinen, Feigen, Apfelring) Obstkonserven mit Zucker	alle Nußsorten wie z. B. Mandeln, Walnüsse, Pistazien, Haselnüsse, Kokosnuss usw.

Milch und Milchprodukte		
	Milch/Joghurt bis 1,5 % Fett, Buttermilch Quark/Fruchtquark bis 20 % Fett, Fruchtmolke Saure Sahne und Crème légère bis 10 % Fett Käse bis 30 % Fett i. d. Tr. Kakao mit Milch 1,5 % Fett Pudding, selbst gekocht mit Milch, 1,5 % Fett	Joghurt, Milch, Dickmilch ab 1,5 % Fett Quark und Fruchtquark ab 20 % Fett Fruchtjoghurt ab 3,5 % Fett, Käse ab 30 % Fett i. d. Tr. Pudding und Kakao mit > als 1,5 % Fett Schmand, Sahne, Crème fraîche ab 10 % Fett

Fleisch, Wurstwaren, Fisch		
Putenschnitzel, Putenbrust, Hähnchenbrust Schweine-, Rinderfilet oder Schnitzel natur Tatar, Kalbssteak, Schaschlik Geflügelbrühwürstchen und -bratwurst bis 15 % Fett gekochter und roher Schinken ohne Fettrand Corned Beef, 50 % fettreduzierte Wurst Geflügelaufschnitt bis 15 % Fett Roastbeef Aspikaufschnitt mager		Hühnerfrikassee, Hähnchen mit Haut Schweinesteak, paniertes Fleisch Kalbsrollbraten, Hackfleisch Rind/Schwein Rindswurst, Bratwurst, Currywurst Schinkenspeck, Speck, Bauchfleisch Leberwurst, Salami, Teewurst, Mettwurst, Mortadella, Fleischwurst, Blutwurst, Leberkäse

Fisch		
	fettarmer Fisch, z. B. Seelachs, Kabeljau, Scholle, Schellfisch, Thunfisch in Wasser, Fischstäbchen im Backofen zubereitet	Hering, Lachs, Räucherfisch, panierter Fisch, TK-Fisch mit Soßen, Thunfisch in Öl, Fischstäbchen mit Fett gebraten
Eier und Eierspeisen		
	gekochtes Ei, Pfannkuchen fettarm, Spiegelei und Rührei ohne Fett	Eier gebraten in Fett, Pfannkuchen normal, Rührei mit Speck oder Würstchen
Fette und Öle		
	Halbfettmargarine, Halbfettbutter, Mayonnaise **bis zu** 50 % Fett	Margarine, Butter, Mayonnaise, Remoulade, Speiseöl (möglichst Rapsöl und Olivenöl)
Kuchen, Süßigkeiten und Knabbereien		
Vollkornreiswaffeln, Kaugummi, selbsthergestelltes Eis aus Saftschorle	Hefekuchen mit Obst ohne Streusel, Biskuitkuchen mit Obst, Rosinenbrötchen, Hefeteighörnchen, Russisch Brot, After Eight, Frucht-/Weingummi, Lakritze, Bonbons, Kaubonbons, Lutscher, Marshmallows u. Schaumzucker, Wassereis, z. B. Calippo, Capri, Salzstangen, Brezel, Popcorn, Grissini	Sahnetorte, Kekse, Erdnuss-, Müsliriegel, Rührteigkuchen, Blätterteig, Stückchen, Teilchen, Berliner, Krapfen, Donuts, Waffeln, Schokoriegel, Schokolade, Eiscreme. z. B. Magnum, Nogger, Cornetto, Milchspeiseeis, Fruchteis auf Milchbasis, Chips, Erdnussflips, Kräcker, Tuc usw.
Fertigprodukte und Fast Food		
Salate mit fettarmem bzw. Light-Dressing	Hamburger, Frühlingsrolle aus dem Backofen, Pizza ohne Salami mit Gemüse (vegetarisch), Spaghetti/Tortellini mit Tomatensoße, 5-Minuten-Terrine, fettarme Suppen, Ketchup	Cheeseburger, Big Mac, Gemüse Mac usw. Gyros, Döner, Crêpes, Fischfrikadelle, Pizzen mit Salami oder Thunfisch usw. Chicken Nuggets, Hot Dog

Tabelle 3: Die Ampelaustauschtabelle

Roter Ampelbereich	Gelbe oder grüne Ampelalternative
Getränke	
– Limonade – Cola – Fruchtsaftgetränke – Eistee – Malzbier	– Leitungs- oder Mineralwasser – Mineralwasser mit Zitrone ohne Zucker – Kräuter-/Früchtetee ohne Zucker – Fruchtsaftschorle (1 Teil Saft, 2 Teile Wasser gemischt)
Frühstücksgetreide	
– Smacks – Frosties – Clusters – Honey Loops – Schokomüsli usw.	– Müsli aus Haferflocken mit frischen Früchten und fettarmem Joghurt oder Milch – Früchtemüsli ohne Zuckerzusatz – Cornflakes
Milchprodukte	
– Joghurts für Kinder – Fruchtjoghurts – Milchschnitte – Schokomilchdessert – Pudding – Milchreis mit Zucker – Schokoladenpudding mit Sahne – Joghurt mit Schokoladenstückchen – fettreicher Schnitt-, Weich- und Schmelzkäse ab 45 % Fett i. Tr. oder 20 % Fett absolut – Sahnequark – Sahne/Crème fraîche	– Obstsalat – fettarmer Joghurt mit frischem Obst – Magerquark mit frischem Obst – Grütze aus 100 %igem Fruchtsaft oder frischen Früchten – Mixmilch aus frischem Obst und fettarmer Milch – fettarme Milch oder Joghurt – fettarmer Schnitt-, Weich- und Schmelzkäse mit 30 % Fett i. Tr. oder 17 % Fett absolut – Saure Sahne
Kekse und Kuchen	
– Mürbeteig – Brandteig – Rührteig – Blätterteig – Sahnetorten – Berliner – Teilchen – Schokoladenkekse	– Biskuitteig – Hefeteig – Quark-Öl-Teig – Obstkuchen – Kekse aus Haferflocken – Vollkornbrötchen mit Fruchtaufstrich – ABC-Gebäck – Reiswaffeln

Süßigkeiten

– Schokolade	– Gummibärchen
– Milchspeiseeis	– Lakritz
– Chips	– Schaumgummi
– Schokoriegel	– Schokokuss
– Erdnüsse	– After eight
– Flips	– Popcorn
– Kräcker	– Salzstangen
	– Ofenchips

Brotbelag

– Salami, Teewurst, Leberwurst	– Putenbrustaufschnitt, Corned Beef,
– Mortadella, Bierschinken,	Schinken ohne Fettrand, Aspik-
Fleischwurst	aufschnitt
– Nuss-Nougat-Creme, Erdnuss	– Marmelade, Honig, Fruchtaufstrich
creme	– Gemüseaufstrich

Fleisch und Fisch

– Schweinebauch, panierte Fleisch-	– Putenschnitzel
waren	– Hähnchenbrust ohne Haut
– Bratwurst	– mageres Schweine- oder Rind-
– Braten	fleisch
– geräucherter oder panierter Fisch	– Seelachs, Scholle, Kabeljau,
– Pizza	Rotbarsch gedünstet
– Döner	– Fleisch ohne Fettränder
– Gehacktes	– Pizza Margherita mit weniger Käse
	– Gemüse-Döner
	– mageres Rindergehacktes

Soßen

– Sahnesoßen	– Sahne oder Crème fraîche durch
– Crème-fraîche-Soßen	Milch ersetzen
– Sauce Hollandaise	– Magerquark statt Eier
– Mehlschwitze	– Käse reduzieren und fettarmen
– Sauce Bernaise	bevorzugen
– Carbonara	– Salatmayonnaise
– Mayonnaise	– Joghurtsoße

Nachspeise

– Eis	– Frischer Obstsalat
– Schokoladenpudding mit Sahne	– Götterspeise
– fertiger Milchreis	– Pudding aus fettarmer Milch
– Sahnegrießbrei	– pürierte Früchte
– Sahnejoghurt mit Früchten	

Kleine Hilfen für den Anfang

Wie können Sie das Ampelsystem mit Ihrem Kind einüben? Die folgenden Ernährungsübungen 1 bis 3 (vgl. Seite 35–37) haben sich in unserer Adipositasschulung „Obeldicks" sehr bewährt. Bei Bedarf können Sie die Übungsblätter kopieren und mehrfach verwenden. Lassen Sie einen Abstand von etwa 1 bis 2 Wochen zwischen den einzelnen Übungen, um Ihr Kind nicht zu überfordern oder zu langweilen.

Für Fortgeschrittene ist die *Ampelkarte* gedacht (vgl. Abbildung 6 auf Seite 34). Mit dieser können Sie und Ihr Kind über eine Woche jeden Tag alle verzehrten Lebensmittel in Form von Strichen protokollieren, und zwar jeweils in dem Ampelbereich, aus dem das verzehrte Lebensmittel stammt. Hierzu ein Beispiel:

Beispiel:

Zum *Frühstück:* wird ein *helles Brötchen* verzehrt (→ Strich im *gelben* Ampelbereich). Das Brötchen wird belegt mit *einer Scheibe gekochten Schinken* (→ Strich im *gelben* Ampelbereich) und die andere Hälfte mit *Butter* (→ Strich im *roten* Ampelbereich) und *Honig* (→ Strich im *gelben* Ampelbereich). Dazu wird ein Glas *fettarme Milch* getrunken (→ Strich im *gelben* Ampelbereich) und ein *Apfel* gegessen (→ Strich im *grünen* Ampelbereich).

Am Ende der Woche werden dann die Striche der jeweiligen Ampelbereiche zusammengezählt. Ziel ist es, die Ampelfarben langsam in Richtung grüner Ampelbereich zu verändern. Kommt als Ergebnis der ersten Woche heraus, dass Ihr Kind in der Woche 40 rote Striche, 30 gelbe Striche und 15 grüne Striche gemacht hat, wird gemeinsam überlegt, was man verändern könnte. Das Ziel für die nächste Ampelkartenwoche könnte lauten: „Nur noch 38 rote Striche und mindestens 18 grüne Striche". Wählen Sie mit Ihrem Kind erreichbare Ziele aus, ohne auf etwas verzichten zu müssen.

Gewicht: _____ kg   Woche vom: _____

	Mo	Di	Mi	Do	Fr	Sa	So	Summe	Ziel	Das war
●○○ roter Ampelbereich										
○◉○ gelber Ampelbereich										
○○○ grüner Ampelbereich										

Gewicht: _____ kg   Woche vom: _____

	Mo	Di	Mi	Do	Fr	Sa	So	Summe	Ziel	Das war
●○○ roter Ampelbereich										
○◉○ gelber Ampelbereich										
○○○ grüner Ampelbereich										

Abbildung 6: Die Ampelkarte

Ernährungsübung 1:
Die Einteilung der Lebensmittel und Getränke

Erläutern Sie zunächst Ihrem Kind, dass Sie die Lebensmittel und Getränke in 3 Gruppen nach den Ampelfarben einteilen wollen. Die „grüne" Ampelfarbe beinhaltet die gesunden Lebensmittel und Getränke, die bei Hunger oder Durst gerne bedenkenlos verzehrt werden können. Die „gelbe" Ampelfarbe steht für alle Lebensmittel und Getränke, bei denen auf die Menge geachtet werden muss, und die rote Ampelfarbe steht für Lebensmittel und Getränke, die dick machen. Tragen Sie und Ihr Kind die bekannten und von Ihrem Kind regelmäßig verwendeten Lebensmittel und Getränke in Tabelle 4 ein. Oder nehmen Sie einen Lebensmittelwerbeprospekt als Vorlage. Anschließend vergleichen Sie die Einträge mit Tabelle 2 (Ampelsystem) auf Seite 28–30.

Ernährungsübung 2: Das Ernährungsprotokoll

 Lassen Sie Ihr Kind über 3 (oder 7) Tage aufschreiben, „WAS" und „WIE VIEL" es insgesamt an jedem Tag isst und trinkt. Dabei soll alles, was in den Mund kommt, notiert werden, also nicht nur die Hauptmahlzeiten, sondern auch, was zwischendurch gegessen oder getrunken wird. Bei Kindern unter 10 Jahren sollten Sie dies zusammen mit Ihrem Kind durchführen. Am besten schreiben Sie immer direkt nach der Mahlzeit auf und nicht erst abends. Helfen Sie Ihrem Kind, wenn es überfordert ist. Anschließend können Sie gemeinsam betrachten, wie viel Ihr Kind von welchen Lebensmitteln üblicherweise isst.

Wenn Ihr Kind Lust dazu hat, kann es das fertige Ernährungsprotokoll in den Ampelfarben ausmalen. Hierzu werden Buntstifte in den Ampelfarben benötigt. Versuchen Sie gemeinsam, für jedes protokollierte Lebensmittel die richtige Ampelfarbe herauszufinden. Ihr Kind malt das Lebensmittel entsprechend an. Lassen Sie Ihr Kind zählen, wie viel grüne, gelbe und rote Lebensmittel an den Protokolltagen verzehrt wurden. Sie können nun gemeinsam herausfinden, was im Tagesablauf Ihres Kindes und Ihrer Familie verändert werden kann. Überlegen Sie gemeinsam, welche roten Lebensmittel gegen gelbe oder grüne Alternativen austauschbar sind, damit weniger Fett, Zucker und Kalorien verzehrt werden, ohne dass die Ernährung komplett umgestellt werden muss.

Tabelle 4: Vorlage für Ernährungsübung 1

Übung 1		
Versuche, dir bekannte Lebensmittel den verschiedenen Ampelfarben zuzuordnen		
Grüne Ampel Prima! Okay bei Hunger	**Gelbe Ampel** Kann ich essen, aber nicht zu viel!	**Rote Ampel** Stopp! Selten und wenig!
_____	_____	_____
_____	_____	_____
_____	_____	_____
_____	_____	_____
_____	_____	_____
_____	_____	_____
_____	_____	_____
_____	_____	_____
_____	_____	_____
_____	_____	_____
_____	_____	_____
_____	_____	_____
_____	_____	_____
_____	_____	_____

Ernährungsübung 3: Das Ampelratespiel

Kreuzen Sie und/oder Ihr Kind an, zu welchem Ampelbereich die in Tabelle 5 aufgelisteten Lebensmittel gehören. Überprüfen Sie anschließend mit der Tabelle 2 (Ampelsystem, vgl. Seite 28–30) Ihre Eintragungen.

Tabelle 5: Ampelratespiel

	Ampelfarbe	Lösung
Sahnejoghurt 10% Fett		
Fruchtjoghurt 1,5% Fett		
gekochtes Ei		
Rührei mit gekochtem Schinken		
Bratwurst vom Schwein		
Putenbrust/Putenschnitzel		
Karottensalat		
Kartoffeln, gekocht		
Kartoffelchips		
Birne		
Croissant		
Graubrot, Roggenbrot		
Magnum-Classic-Eis		
Capri-Eis		
Weingummi		
Trinkschokolade		
Apfelsaft		
Margarine		
Butter		
Lakritze		
paniertes Kotelett		

Kleine Hilfen für den Lebensmitteleinkauf

Im Supermarkt finden Sie heute eine unüberschaubare Vielfalt von Lebensmitteln, täglich kommen neue hinzu. Nur einen geringen Teil davon machen die einfachen frischen Lebensmittel aus. Die Regale sind zum größten Teil mit Produkten gefüllt, die aus verschiedensten Zutaten zusammengesetzt sind. Woran können Sie erkennen, zu welchem Ampelbereich die Lebensmittel gehören? Es gibt einige Möglichkeiten, die es Ihnen erleichtern, die fett- und zuckerreichen Lebensmittel aus dem „roten" Ampelbereich zu erkennen.

Die Zutatenliste

Sie finden diese auf der Verpackung eines jeden Lebensmittels. Eine Zutatenliste listet alle Lebensmittel auf, die in dem Produkt enthalten sind, und zwar in absteigender Reihenfolge ihres Gehaltes im fertigen Produkt. Die Zutat, die an erster Stelle steht, ist am meisten im Produkt enthalten. In der Regel können Sie bereits anhand der ersten 3 Zutaten das Produkt beurteilen. Leider erfährt man nicht genau, in welcher Menge die Zutaten wirklich enthalten sind.

Gut zu wissen:

Lassen Sie sich von unbekannten Begriffen in der Zutatenliste nicht täuschen. Zucker hat z. B. viele Namen. Das alles ist Zucker: Saccharose (Haushaltszucker), Glucose (Traubenzucker), Glukosesirup, Fructose (Fruchtzucker), Maltodextrin, Maltitsirup, Invertzucker, Karamell, Melasse, Rohzucker, brauner Zucker. Übrigens: Honig oder Dicksaft besteht ebenfalls aus Zucker und ist nicht gesünder als anderer Zucker.

Die Nährwertangaben

Auf der Verpackung vieler Lebensmittel finden Sie auch Angaben zum Gehalt an Energie (kcal, kJ) sowie zu Eiweiß, Kohlenhydraten und Fetten, pro 100 g Produkt, oft in Form einer kleinen Tabelle. In manchen Fällen gibt es auch noch Angaben zu Vitaminen und Mineralstoffen, z. B. wenn diese angereichert wurden und in der Werbung hervorgehoben werden. Anhand der Nährwertangaben können Sie herausfinden, wie viel Fett oder Zucker und wie viele Kalorien sich in 100 g des Produktes verbergen, und dies auf die Portion, die Ihr Kind verzehrt, umrechnen.

Hier ein Beispiel für die Angaben auf einem Schokoriegel:

Beispiel:

Zutaten: Weizenmehl, Zucker, Schokolade, Haselnüsse, entrahmte Milch, Vanillearoma

Nährwertangaben:

100 g Produkt	1 Portion = 30 g
418 kcal/1.745 kJ	117 kcal/488 kJ
9,0 g Eiweiß	2,5 g Eiweiß
36,0 g Kohlenhydrate	10,1 g Kohlenhydrate
26,5 g Fett	7,4 g Fett

So können sie erkennen, dass dieser Riegel viel Zucker und Fett (aus der Schokolade und den Nüssen) enthält.

Mit der Zutatenliste und der Nährwertangabe können Sie bereits im Lebensmittelgeschäft verschiedene Produkte wie z. B. Tiefkühlgerichte untereinander nach Fett-, Zucker- und Kaloriengehalt vergleichen. Auch bei Frühstückscerealien (Cerealien = Getreideprodukte) können Ihnen die Zutatenliste und die Tabelle mit den Nährwertangaben eine große Hilfestellung sein. Das Etikett sagt in diesem Zusammenhang nur wenig aus. Sie werden feststellen, dass viele Frühstückscerealien wie z. B. Smacks, Frosties, Crunchies eigentlich Süßigkeiten sind.

Praxistipp

Hilfreich beim Entdecken der Lebensmittelinhalte ist auch das Handbuch „Kalorien Mundgerecht" (Umschau-Verlag). Dieses Handbuch ist eine Lebensmitteltabelle, die über 2.500 Lebensmittel auflistet. Hiermit können Sie und Ihr Kind herausfinden, wie viele Kalorien und wie viel Fett welche Lebensmittel enthalten.

Bewusstes Einkaufen

Was hat Abnehmen mit bewusstem Einkaufen zu tun? Zunächst ein Beispiel:

Beispiel:

Petra K., Mutter von 2 Kindern, hat einen stressigen Alltag. Nicht nur ihre zwei Kinder müssen versorgt werden, auch auf der Arbeitsstelle geht es meist hoch her. Zeit zum Einkaufen hat sie kaum. Deswegen geht sie immer nach der Arbeit um 12.30 Uhr schnell einkaufen. Zu dieser Zeit ist sie immer sehr hungrig und nimmt gerne ein paar Süßigkeiten für den Heimweg mit. Die Reste der Süßigkeiten vertilgen dann die Kinder.

Wenn Sie hungrig und ohne Einkaufsplan einkaufen gehen, kaufen Sie im wahrsten Sinne „aus dem Bauch" heraus. Und dies sind dann häufig Lebensmittel, die schnell (ohne Zubereitungszeit) den Heißhunger stillen wie Süßigkeiten und Snacks (also gerade der „rote Ampelbereich"). Sie glauben das nicht? Sie haben sich gut im Griff? Vielleicht wagen Sie das Experiment, einmal hungrig und einmal satt einkaufen zu gehen. Schreiben Sie alles auf, was Sie eingekauft haben, und vergleichen Sie anschließend. Gehen Sie noch mal die Liste durch mit der Frage, was Sie wirklich brauchten. Fehlte etwas? Oder waren Speisen dabei, bei denen Sie sich im Nachhinein fragen, warum Sie diese gekauft haben?

Ideal ist es, sich in Ruhe einen Einkaufszettel zu machen und im Geschäft nicht von diesem Zettel abzurücken. Denn auch das Schlendern durch den Supermarkt kann dazu führen, dass man viele Dinge kauft, die man vielleicht irgendwann einmal gebrauchen könnte. Sie sparen sogar noch etwas Geld, wenn Sie nur noch das kaufen, was Sie auch wirklich benötigen. Vielleicht können Sie auch Ihr Kind dazu gewinnen, gemeinsam mit Ihnen den Einkaufszettel anzufertigen und z. B. mit den Ampelfarben zu markieren.

Gut zu wissen:

Ein Einkaufszettel hilft, nur das zu kaufen, was Sie wirklich benötigen.

Beim Einkaufen haben Sie die Ernährung Ihrer Familie sozusagen in der Hand. *Alles*, was eingekauft wird, wird auch gegessen – von Ihnen oder anderen Familienmitgliedern. Denn die Süßigkeitenvorräte zu verzehren ist für Ihre Kinder viel einfacher, als extra nach draußen zu gehen und sich die Süßigkeiten zu kaufen.

2.3 Welche Lebensmittel sind für mein Kind richtig?

Getränke

Das wichtigste Lebensmittel ist Wasser. Unser Körper besteht zum größten Teil aus Wasser. Auf Wasser kann der Körper nur kurze Zeit verzichten. Schon längere Trinkpausen, z. B. wenn Kinder abends und am darauf folgenden Morgen nichts trinken, können dazu führen, dass sie in der Schule nicht mehr optimal leistungsfähig sind.

Reichliches Trinken hilft auch beim Abnehmen. Es kommt aber auf die richtige Auswahl der Getränke an.

• Im *grünen* Ampelbereich befinden sich Leitungswasser (Trinkwasser), Mineralwasser, ungesüßter Früchte- oder Kräutertee. Diese Getränke sind energiefrei. Leitungswasser hat weitere Vorteile: es ist immer verfügbar, bestens kontrolliert und preiswert. Viele Kinder trinken allerdings nicht gerne reines Wasser, sondern lieber eine Obstsaftschorle. Auch eine Schorle befindet sich im grünen Ampelbereich, wenn sie stark verdünnt und energiearm ist. Hierzu verwenden Sie 1 Teil Saft und 2 oder besser 3 Teile Wasser.

• Der *gelbe* Ampelbereich beinhaltet energiehaltige Getränke wie reine Fruchtsäfte. Diesen wird zwar kein Zucker zugesetzt, aber sie enthalten Zucker aus den Früchten (Fruchtzucker), der ebenso viele Kalorien liefert wie Zucker. Trinkt Ihr Kind viel unverdünnten reinen Fruchtsaft, nimmt es damit auch viele Kalorien auf. Wenig verdünnte Schorle (1 : 1) und Cola Light oder andere Light-Getränke, die mit kalorienfreiem Süßstoff gesüßt wurden, gehören auch in den gelben Ampelbereich.

• Im *roten* Ampelbereich befinden sich Limonaden, Eistee, Malzbier und Fruchtnektare / Fruchtsaftgetränke. Letztere sind Fruchsäfte, welche noch mit zusätzlichem Zucker versetzt werden. Getränke im roten Ampelbereich enthalten viel zugesetztes Zucker-Wasser. Trinkt man viel aus dem roten Ampelbereich, löscht man nicht den Durst, sondern durch den hohen Zuckergehalt bekommt man *noch mehr Durst*. Getränke wie Eistee oder Colagetränke enthalten zudem noch Koffein, d. h., sie sind Genussmittel und deshalb eigentlich nichts für Kinder.

Der Getränkekasten in Tabelle 6 zeigt Ihnen günstige und ungünstige Getränke, wobei die günstigen Getränke nach Kaloriengehalt sortiert sind, d. h. je höher in der Tabelle, desto kalorienärmer und damit besser.

Tabelle 6: Günstige und ungünstige Getränke

Günstige Getränke = Durstlöscher	Ungünstige Getränke = Durstbildner
– Mineralwasser – Leitungswasser	– Fruchtsaftgetränke
– Kräuter- oder Früchtetee ohne Zucker	– Colagetränke
– Fruchtsaftschorlen im Verhältnis 1 Teil Saft und 2 Teile Wasser	– Limonaden – Eistee
– Gemüsesaftschorlen im Verhältnis 1 Teil Saft und 2 Teile Wasser	– Malzbier

Gut zu wissen:

Light-Getränke (z. B. Cola light) sind kalorienärmer als zuckerreiche Getränke (z. B. Cola, Fanta). Sie enthalten statt Zucker einen kalorienfreien Süßstoff, der für den Süßgeschmack sorgt. Allerdings wird dem Körper beim Verzehr des Getränks vorgegaukelt, er bekomme ein zuckerreiches (= energiereiches) Getränk. Da das Getränk jedoch keine Kalorien und keinen Zucker enthält, wird das Verlangen nach weiterem Süßen gefördert. Durch den verstärkten Süß-Hunger werden mehr Lebensmittel verzehrt, um den Süßgeschmack zu befriedigen. Nebenbei wird so auch der Verkauf des Getränks angekurbelt.

Ziel bei der Getränkeauswahl sollte daher sein, dass Sie versuchen, Zucker langsam zu reduzieren, um damit den Süßgeschmack zu verringern. Dazu können die Ernährungsübungen 4 und 5 helfen.

Ernährungsübung 4: Cola-Test

Hierfür benötigen Sie ein kleines Glas normale Cola und ein Glas Cola light. Lassen Sie Ihr Kind beide Getränke probieren. Zuerst soll es sich entscheiden, welches ihm besser schmeckt. Dann soll Ihr Kind herausfinden, welches der beiden Getränke süßer schmeckt. Vergleichen Sie nach den Tests gemeinsam die Zutatenliste der beiden Flaschen und finden Sie anhand der Nährwertangaben heraus, dass zwar weniger Kalorien in der Cola light enthalten sind, dass sie aber mindestens genauso süß schmeckt. Erzählen Sie Ihrem Kind die Probleme des Süßstoffs und besprechen Sie, welche Getränke den Durst besser löschen.

Ernährungsübung 5: Apfelschorlentest

Nehmen Sie 3 gleichaussehende Behältnisse und nummerieren Sie diese mit 1, 2 und 3. Füllen Sie in das erste Gefäß eine Schorle aus 2 Teilen Apfelsaft und 1 Teil Wasser, in das zweite eine Schorle aus 1 Teil Saft mit 1 Teil Wasser und in das dritte eine Schorle aus 1 Teil Saft und 2 Teilen Wasser. Lassen Sie Ihr Kind im Anschluss alle drei Sorten nacheinander probieren und herausfinden:
1. welche Sorte ihm am besten geschmeckt hat und
2. welche am meisten Saft enthält.

Ergebnis der Übung sollte idealerweise sein, dass Ihr Kind feststellt, dass auch verdünnte Getränke lecker schmecken. Nebenbei wird die Geschmackswahrnehmung verbessert.

Obst und Gemüse

Obst und Gemüse, frisch oder tiefgekühlt, befinden sich im *grünen* Ampelbereich. Diese Lebensmittelgruppe liefert viele Nährstoffe und gesundheitsförderliche sekundäre Pflanzenstoffe und Ballaststoffe. Obst und Gemüse enthalten praktisch kein Fett, aber viel Wasser, sie sind daher voluminös, kalorienarm und gut sättigend. Genießen Sie mit Ihrem Kind die Vielfalt der Obst- und Gemüsesorten, die zu jeder Jahreszeit angeboten werden.

Gut zu wissen:

Vielleicht ist Ihnen aufgefallen, dass Ihr Kind nicht gerne Gemüse wie Spinat oder Chinakohl verzehrt? Diese und andere Gemüsesorten schmecken leicht bitter und werden deshalb von vielen Kindern nicht gemocht. Versuchen Sie, sich an Ihre eigene Kindheit zu erinnern, und denken Sie darüber nach, wie gerne Sie Spinat gegessen haben. Mit dem Alter verändert sich das Geschmacksempfinden. Größere Kinder und Erwachsene mögen andere Lebensmittel als kleine Kinder, der Geschmackssinn wird für andere Geschmacksarten empfänglicher.

Tiefgekühltes Obst und Gemüse haben genauso viel oder sogar noch mehr Vitamine als Frischware im Handel. Denn wenn diese lange gelagert wird und möglicherweise bereits welke Blätter aufweist, hat sie schon viele Vitamine verloren. Achten Sie bei Tiefkühlware darauf, dass keine kalorienreichen Zusätze wie Butter oder Rahm (Gemüse) oder Zucker (Obst) enthalten sind.

Wird Gemüse oder Obst hingegen als Konserve (Dose, Glas) angeboten, zählt es zum *gelben* Ampelbereich. Denn dann ist es vorher gekocht und sterilisiert worden. Dadurch geht ein Teil der Vitamine verloren. Obstkonserven sind außerdem in der Regel gezuckert und enthalten somit zusätzliche Kalorien. Konserven zu verwenden ist aber immer noch viel besser, als gar kein Obst oder Gemüse zu essen.

PROBLEM: Ihr Kind mag kein Gemüse

Verweigert Ihr Kind grundsätzlich Gemüse, versuchen Sie dieses in Gerichten zu „verstecken". Ein Auflauf mit selbst gemachter Tomatensoße aus pürierten frischen Tomaten wird von vielen Kindern besser akzeptiert als ein Tomatensalat. Kinder essen in der Regel auch gerne Suppen. Hier bietet sich die Möglichkeit, das Gemüse in fein pürierter Form anzubieten. Rohkost wird von den meisten Kindern gegenüber gekochtem Gemüse bevorzugt. Richten Sie sich nach den Wünschen Ihres Kindes und bieten Sie ihm die Gemüserohkost, die es gerne isst, häufig und am besten in mundgerechten Stücken an.

Praxistipp

Studien haben gezeigt, dass Kinder und Jugendliche Gemüse in roher Form lieber mögen als gekocht. Und: Wenn Äpfel oder Karotten in mundgerechten Stücken bereitstehen, essen die Kinder mehr davon, als wenn sie als Ganzes angeboten werden. Geben Sie Ihrem Kind deshalb z. B. Rohkost (Tomate, Gurke, Kohlrabi) zum Pausenbrot mit in die Schule. Oder servieren Sie zum Abendessen eine Rohkostplatte zum Brot.

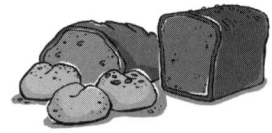

Brot und Getreideprodukte

Das Getreidekorn enthält im Inneren einen Mehlkörper, der im Wesentlichen aus Kohlenhydraten in Form von Stärke besteht. Die Randschichten des Korns und der Keimling enthalten dagegen viele Vitamine, Mineralstoffe und Ballaststoffe. Beim Vermahlen des Korns zu Vollkornmehl bleiben alle wertvollen Bestandteile erhalten. Vollkornprodukte sind deshalb nährstoffreich und gut sättigend und zählen zum *grünen* Ampelbereich.

Beim Ausmahlen zu hellem Mehl, z. B. Weizenmehl Typ 405, werden die Randschichten und der Keimling abgetrennt und es verbleibt nur der Mehlkörper des Getreidekorns. Mischbrot, Körnerbrot oder Weißbrot enthalten deshalb weniger Vitamine, Mineralstoffe und Ballaststoffe und sättigen weniger gut. Aus diesem Grund werden derartige Brotsorten dem *gelben* Ampelbereich zugeteilt.

Gut zu wissen:

Bei einem Körnerbrot handelt es sich *nicht* um ein Vollkornbrot, sondern ein Mischbrot, dem nur wenige Körner oder Saaten zugegeben wurden.

Kalorien- und fettreiche Produkte wie Käse- oder Schokobrötchen und Croissants gehören dem *roten* Ampelbereich an. Käsebrötchen enthalten Fett aus dem Käse, der überbacken wurde. In Schokobrötchen stammt das viele Fett aus der enthaltenen Schokolade.

Gut zu wissen:

Croissants sind ein Blätterteiggebäck und deshalb sehr fettreich. Der Blätterteig entsteht, indem der ursprüngliche Hefeteig lagenweise geschichtet wird. Damit der Teig schön saftig bleibt, wird zwischen jede Teigschicht eine Lage Fett geschichtet. Dieses Fett geht beim Backprozess in den Teig über. Zur Veranschaulichung: 1 Croissant enthält 14 g Fett und 250 Kalorien, mehr als doppelt so viele Kalorien wie ein Brötchen.

PROBLEM: Ihr Kind mag kein Vollkornbrot

Es gibt Vollkornbrote aus verschiedenen Getreidesorten, die ganz fein ausgemahlen sind und aussehen wie ein übliches Mischbrot. Fangen Sie bei der Umstellung der Brotsorte mit einem Mehl mit hohem Ausmahlungsgrad an (z. B. Typ 1050), bevor Sie ein reines Vollkornmehl einsetzen.

Gut zu wissen:

Bei Geschmackstests, die das FKE in Dortmunder Schulen durchführte, erhielt Vollkornbrot, das aus Vollkornmehl gebacken wurde, genauso gute Geschmacksnoten wie das herkömmliche Graubrot oder Weißbrot.

Mit den Ernährungsübungen 6 und 7 (siehe Seite 46) können Sie bei Ihrem Kind vielleicht Interesse für Vollkornbrot wecken.

Ernährungsübung 6: Vollkorngeschmackstest

Versuchen Sie doch einmal gemeinsam mit Ihrer Familie, mit einer Geschmacksübung Vollkornbrot „ausfindig" zu machen. Hierzu benötigen Sie drei unterschiedliche Brotsorten: (1) Ein Brot aus Weizen- oder Dinkelvollkornmehl und einer Zugabe von Körnern oder Saaten, z. b. Sonnenblumen-, Kürbiskernen, (2) ein fein gemahlenes Brot aus Weizen- oder Dinkelvollkornmehl ohne Körner und Saaten (beides z. b. in einem Reformhaus oder Naturkostladen zu erhalten) und (3) ein Weizen-Roggen-Mischbrot mit Körnern („Körnerbrot"). Alle Brotsorten werden in mundgerechte Stücke geschnitten und jedes in eine Dose gegeben. Die Dosen nummerieren Sie von 1 bis 3. Die Aufgabe besteht darin herauszufinden, welche beiden der drei Brote Vollkornbrote sind.

Nachdem sich alle Teilnehmer entschieden haben, sollten Sie den Test auflösen (Lösung 1 und 2). Übrigens: Bei unseren Tests in der Obeldicks-Schulung wurde das Vollkornbrot von vielen Kindern und Jugendlichen nicht herausgeschmeckt. Gerade das fein gemahlene Vollkornbrot sieht auch aus wie ein übliches Mischbrot und wird häufig nicht herausgeschmeckt.

Ernährungsübung 7: Sättigungstest mit Vollkornbrot

An einem Morgen soll Ihr Kind eine Scheibe Weißbrot essen und an einem anderen Morgen eine Scheibe fein ausgemahlenes Vollkornbrot. An beiden Tagen soll Ihr Kind beobachten, wann danach ein Hungergefühl mit Magenknurren entsteht, und die Uhrzeit notieren. Ihr Kind wird feststellen, dass das Vollkornbrot viel länger satt macht und dass man zudem nicht so viele Scheiben davon verzehren muss, um satt zu werden. Diese Übung setzt voraus, dass Ihr Kind noch merkt, wann es Hunger und nicht nur Appetit hat (vgl. Seite 88). Einigen übergewichtigen Kindern geht diese Fähigkeit verloren. Deswegen sollten Sie diese Übung besser nur durchführen, wenn Sie sich sicher sind, dass Ihr Kind seinen Hunger noch spürt.

Milch

Milch und Milchprodukte wie Joghurt, Speisequark oder Käse enthalten Fett mit viel gesättigten Fettsäuren. Diese Lebensmittel sind aber wichtig für die Versorgung mit bestimmten Nährstoffen wie Calcium, Vitamine B_2 und B_{12}.

Sie sollen deshalb in fettarmen Varianten verwendet werden, z. B. Milch und
Joghurt mit 1,5 % Fett oder Magerquark, und zählen dann zum *gelben* Ampelbereich. In den fettreicheren Varianten, z. B. Vollmilch, Sahne, fettreicher
Käse, zählen sie zum *roten* Ampelbereich. Milch zählt in OptimiX nicht zu
den Getränken, denn es ist ein nährstoffreiches Lebensmittel!

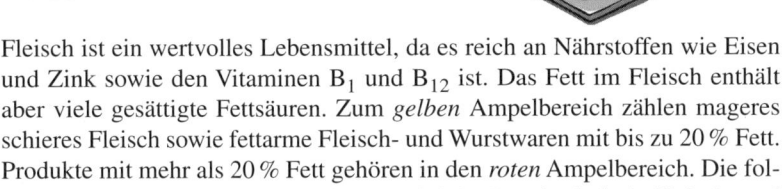

Fleisch

Fleisch ist ein wertvolles Lebensmittel, da es reich an Nährstoffen wie Eisen
und Zink sowie den Vitaminen B_1 und B_{12} ist. Das Fett im Fleisch enthält
aber viele gesättigte Fettsäuren. Zum *gelben* Ampelbereich zählen mageres
schieres Fleisch sowie fettarme Fleisch- und Wurstwaren mit bis zu 20 % Fett.
Produkte mit mehr als 20 % Fett gehören in den *roten* Ampelbereich. Die folgende Tabelle zeigt Ihnen, wie viel Fett sich im Durchschnitt in Fleisch- und
Wurstwaren versteckt.

Tabelle 7: Fettgehalt verschiedener Fleisch- und Wurstwaren (in %)

Weniger als 10 % Fett	Aspik-Aufschnitt, Corned Beef, Roastbeef, Schinken (ohne Fettrand, gekocht oder roh), Putenbrustaufschnitt, Hähnchenbrustaufschnitt
10 bis 20 % Fett	Brühwurstaufschnitt (z. B. Geflügelmortadella, Geflügel- bierschinken, Geflügeljagdwurst), Kasseler-Aufschnitt, Schweinebraten
20 bis 30 % Fett	Blutwurst, Bratwurst, Brühwürstchen, Leberwurst
30 bis 40 % Fett	Dauerwurst (z. B. Salami, Cervelatwurst, Mettwurst), Streichwurst (z. B. Teewurst)

2.4 Wie können die Mahlzeiten gestaltet werden?

Die Mahlzeitenpyramide

Regelmäßige Mahlzeiten gehören genau so zu einer gesunden Ernährung wie
die Auswahl und die Menge der Lebensmittel. Denn bei großen Abständen
zwischen den Mahlzeiten entsteht Heißhunger, sodass man die nächste Mahl-

zeit in kurzer Zeit und ohne nachzudenken verschlingt (vgl. auch Seite 87).
Eine regelmäßige Mahlzeiteneinnahme beugt Heißhunger vor, und der Magen
wird auch nicht mit so großen Mengen belastet.

In OptimiX werden 5 Mahlzeiten am Tag empfohlen. Dazu gehören 3 Hauptmahlzeiten: das Frühstück, das Mittag- und das Abendessen, und 2 Zwischenmahlzeiten: eine am Vormittag, z. B. in der Schule, und eine am Nachmittag.

Wir möchten Ihnen mit Hilfe der Mahlzeitenpyramiden von OptimiX zeigen, wie Sie die verschiedenen Mahlzeiten gestalten können. In diesen Pyra-
miden sind die Anteile der Lebensmittel bei der jeweiligen Mahlzeit darge-
stellt (vgl. Abbildung 7 auf Seite 49). Eine Pyramide ist folgendermaßen zu
verstehen: die Lebensmittel im Sockel der Pyramide machen mengenmäßig
den größten Anteil der Mahlzeit aus. Je weiter oben die Pyramidenbausteine
stehen, desto kleiner werden die Portionen, die für diese Mahlzeit eingesetzt
werden.

Praxistipp

Beim Forschungsinstitut für Kinderernährung in Dortmund können Sie eine
dreidimensionale Mahlzeitenpyramide zu OptimiX bestellen, die Kindern
anschaulich zeigt, welche Lebensmittel zu den verschiedenen Mahlzeiten
gehören (www.fke-do.de). So wie Sie die Tabelle mit dem Ampelsystem
zum Nachschauen in Ihrer Küche angebracht haben, können Sie die 3-D-
Pyramide als Erinnerungshilfe für Ihr Kind z. B. auf Ihren Esstisch stellen.
Außerdem erhalten die Kinder Tipps für mehr Bewegung im Alltag.

Die kalten Hauptmahlzeiten: Frühstück und Abendessen

Das Frühstück und das Abendessen sind *kalte Hauptmahlzeiten*. Bei diesen
Mahlzeiten sollen fettarme Milch und Milchprodukte wie Joghurt am meisten verzehrt werden. Dazu kommen frisches Obst oder Rohkost und Brot
oder Getreideflocken. Brotaufstrich und -belag runden in kleinen Mengen die
Mahlzeit ab.

Das *Brot* wird dick geschnitten und dünn mit Streichfett (Butter, Margarine)
bestrichen und mit fettarmem Wurst- oder Käsebelag belegt. Geeignet sind

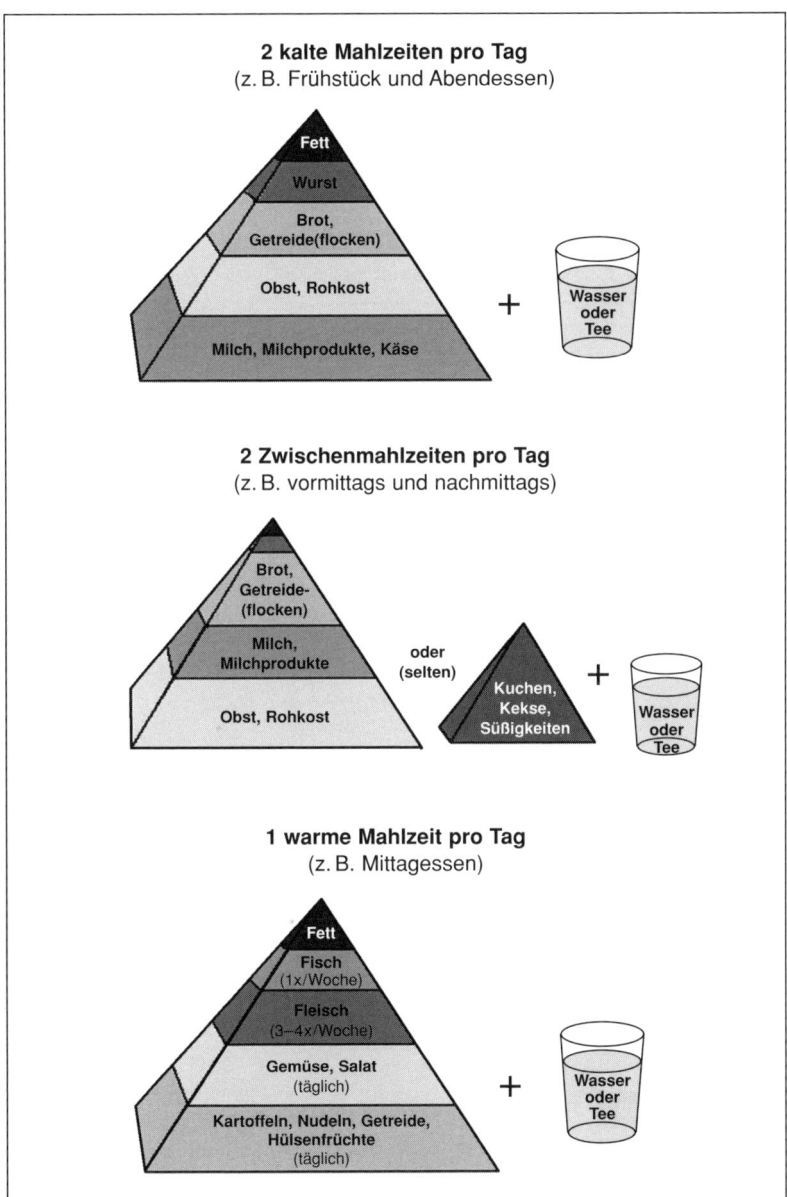

Abbildung 7: Die 5 Mahlzeiten am Tag bei OptimiX

auch dünner Honig- bzw. Marmeladenaufstrich oder Obst- oder Rohkostscheiben als Belag. Führen Sie in Ihrer Familie ein, dass Obst oder Rohkost z. B. in Form von Gurken-, Möhren- oder Kohlrabistiften wie selbstverständlich zur Brotmahlzeit gegessen werden. Am besten, Sie oder jemand anders in der Familie bereiten einen Rohkost-Teller zu. Sie werden auch selber merken, dass Sie zwischendurch vielleicht gerne zu solch einem Rohkost-Snack greifen.

Praxistipp

Versuchen Sie das Streichfett unter Wurst und Käsebelag wegzulassen. Wahrscheinlich schmeckt Ihr Kind nicht einmal den Unterschied.

Ein echtes OptimiX-*Müsli* besteht aus Getreideflocken, z. B. Haferflocken, Obststücken und Milch oder Joghurt. Eine solche Mahlzeit ist fettarm und gut sättigend und eine sehr gute Alternative zu Brotmahlzeiten. Zur Gewöhnung an die Vollkornflocken können Sie anfangs Cornflakes zumischen. Die meisten Frühstückscerealien, die Sie kaufen können, z. B. Smacks oder Crunchies, zählen zum roten Ampelbereich, da sie viel Zucker, aber kein Vollkorn enthalten.

PROBLEM: Ihr Kind mag keine Milch?

Möglicherweise mag Ihr Kind aber Milch in anderer Form:
- Versuchen Sie es mit einer leckeren Obst-Mix-Milch, einem Joghurt oder einer Zwischenmahlzeit mit Milch, z. B. einem leicht gesüßten Vanillepudding oder einer Quarkspeise mit frischem Obst. Denken Sie daran, fettarme Produkte einzusetzen.
- Auch Käse kann als Alternative zu Milch dienen. Die benötigten Mengen sind aber geringer, da Käse ein Konzentrat aus Milch ist und mehr Fett und Kalorien enthält.

Probieren Sie einfach aus, was Ihrem Kind gefällt.

Gut zu wissen:

Zu jeder Mahlzeit gehört ein Getränk. Achten Sie jedoch darauf, dass es ein „Durstlöschergetränk" ist (siehe Seite 42). Milch ist kein Getränk zum Durstlöschen, sondern ein nährstoffreiches Lebensmittel. Ihr Kind sollte also keine Milch trinken, wenn es Durst hat.

Die Zwischenmahlzeiten am Vormittag und Nachmittag

Das *zweite Frühstück* am Morgen und der *Imbiss am Nachmittag* sind Zwischenmahlzeiten. Die Zwischenmahlzeit am Morgen nehmen die Kinder und Jugendlichen meist in der Schule als Pausenbrot ein. Hauptbestandteile der Zwischenmahlzeiten sollten neben Brot oder Getreideflocken Obst und Rohkost sein.

Praxistipp

Geben Sie Ihrem Kind das Pausenbrot von zu Hause mit, dann können Sie leichter beeinflussen, was Ihr Kind isst, und dies mit den anderen Mahlzeiten abstimmen. Hat das Kind kein Pausenbrot von zu Hause mitgenommen oder geben Sie ihm stattdessen Geld mit, passiert es schnell, dass es sich einen „roten" Snack auf dem Schulweg oder am Schulkiosk besorgt.

Bei der *Zwischenmahlzeit am Nachmittag* bieten Sie z. B. ein dünn belegtes Brot und dazu Rohkost oder ein Müsli mit frischem Obst an. Jedoch sind auch Obst oder Rohkost allein, z. B. ein Apfel oder einige Möhren, eine geeignete Zwischenmahlzeit. Gelegentlich können auch Süßigkeiten oder Gebäck zu den Zwischenmahlzeiten verzehrt werden, z. B. eine Handvoll Gummibären oder ein Stück Kuchen am Nachmittag. Diese Lebensmittel sollten jedoch nicht täglich auf dem Speiseplan stehen.

Die warme Hauptmahlzeit

Die warme Mahlzeit stellt in ihrer Zusammensetzung etwas ganz Besonderes dar und ist deshalb nicht ohne Weiteres durch die kalten Hauptmahlzeiten zu ersetzen. Die warme Mahlzeit ist üblicherweise das Mittagessen. Sie kann aber genauso gut am Abend eingenommen werden. Dann ist das Mittagessen eine kalte Hauptmahlzeit. Wichtig ist, dass die Einnahme der warmen Mahlzeit in Ihren Familienrhythmus passt.

Kartoffeln, Nudeln und Reis sind Hauptbestandteile dieser Mahlzeit. Sie sind wichtige Nährstofflieferanten und „Sattmacher". Nudeln und Reis sollten etwa zur Hälfte in Form von Vollkornprodukten verzehrt werden. Einmal in der Woche stehen Hülsenfrüchte, z. B. als Eintopf mit Gemüse, auf dem Speiseplan.

Gemüse als Rohkost oder in gekochter Form ist ein weiterer Hauptbestandteil der warmen Mahlzeit. Wichtige Vitamine und Mineralstoffe und gesundheitsfördernde sekundäre Pflanzenstoffe werden mit Gemüse aufgenommen.

Fleisch muss es nicht an jedem Tag geben. Etwa dreimal pro Woche ist eine kleine Fleischportion jedoch ein wertvoller Bestandteil der warmen Mahlzeit. Achten Sie außerdem darauf, dass Sie mageres Fleisch auswählen. Bieten Sie panierte Speisen nur selten an, denn sie nehmen beim Braten viel Fett auf (Tipps zum Fetteinsparen siehe Seite 57).

Fisch steht in OptimiX einmal wöchentlich auf dem Speiseplan. Er ist ein wichtiger Lieferant von Jod und enthält zudem wichtige Fettsäuren, wenn Fische wie Lachs, Hering oder Makrele gewählt werden.

Fett für die Speisenzubereitung benötigen Sie für die warme Mahlzeit, aber auch z. B. für den Salat zum Abendessen.

Gut zu wissen:

Rapsöl hat verglichen mit anderen Speiseölen eine besonders ausgewogene Zusammensetzung. Es ist außerdem vielseitig zum Kochen und Braten geeignet. Zudem ist es preiswert im Supermarkt zu erhalten. Wir empfehlen Ihnen deshalb die Verwendung von Rapsöl.

Beachten Sie: ein kaltgepresstes Öl eignet sich für die kalte Küche, ein raffiniertes Öl für die kalte *und* warme Küche.

PROBLEM: Ihr Kind mag keine Vollkornnudeln?

Für die meisten Kinder sind die braunen Vollkornnudeln auf dem Teller zunächst ein ungewöhnlicher Anblick. Vielleicht haben Sie selbst diese Nudelsorte auch noch nicht probiert. Am besten beginnen Sie damit, die Vollkornnudeln mit weißen Nudeln zu mischen. Das sieht lustig aus und wird von den Kindern eher akzeptiert.

In Geschmackstests des Forschungsinstituts für Kinderernährung in Dortmund probierten Schüler zuerst helle Nudeln und Vollkornnudeln mit offenen Augen, einige Tage später mit verbundenen Augen. Viele Schüler schmeckten mit verbundenen Augen den Unterschied nicht mehr heraus.

PROBLEM: Ihr Kind mag nur Fischstäbchen?

Viele Kinder kennen Fisch nur in Form von Fischstäbchen. Aber es gibt auch hier einige Tricks:

- Braten Sie die Fischstäbchen nicht in der Pfanne unter Zugabe von Fett, sondern bereiten Sie diese stattdessen fettarm im Backofen zu. Dann ist gegen Fischstäbchen nichts einzuwenden. Sie zählen in dieser Form zum gelben Ampelbereich.
- Bieten Sie Fisch unpaniert in einer „tomatigen" Soße an, dann mögen ihn auch Kinder („Fisch im roten Rock", siehe Rezept Seite 155).

Kleine Hilfen für das Kochen

Im heutigen Familienalltag berufstätiger Eltern müssen sich die Kinder ihre Mahlzeit z. B. nach der Schule selbst zubereiten. Daher sind sogenannte Convenience-Produkte immer stärker gefragt. Darunter versteht man Halbfertigprodukte (Tütensuppen, Backmischungen) oder Fertiggerichte (Eintöpfe in Dosen, Tiefkühlgerichte). Tiefkühlpizza, Fertiggerichte aus der Dose, tiefgekühltes fertiges Rahm-Gemüse oder die kleine Zwischenmahlzeit für zwischendurch, z. B. ein Becher Milchreis mit Schokosoße, bieten unendliche Möglichkeiten für schnelle und einfache Mahlzeiten, mit denen sich auch schon Kinder selbst versorgen können.

Grundsätzlich können Convenience-Produkte in die Ernährung mit OptimiX eingebunden werden – aber möglichst nicht jeden Tag. Denn leider enthalten viele dieser Produkte auch viele Kalorien aus Fett oder Zucker.

Gut zu wissen:

Eines der gesündesten Convenience-Produkte sind Hülsenfrüchte aus der Dose. Sie zählen zum grünen Ampelbereich, denn sie sind gute Ballaststofflieferanten, die zudem gut sättigen. Dazu Kartoffeln und Tiefkühl-Gemüse – und fertig ist eine leckere OptimiX-Mahlzeit!

Praxistipp

Es gibt viele Möglichkeiten, um Fertiggerichte mit kleinen Handgriffen zu ausgewogenen Mahlzeiten zu machen.
- Verwenden Sie Gemüse in tiefgefrorener Form. Verzichten Sie bei „Rahm"- oder „Buttergemüse" auf eine weitere Zugabe von Fett.
- Die Tiefkühlpizza können Sie durch Tomaten oder Brokkoliröschen, die vor dem Aufbacken zugegeben werden, aufwerten.

- Das fertige Hühnerfrikassee wird verbessert, wenn noch tiefgefrorenes Gemüse, z. B. Möhren und Erbsen, untergemischt wird.
- Das tiefgefrorene Nasi Goreng wird durch einen frischen Salat ergänzt.
- Soßen-Fix-Produkte können Sie gut mit der Gemüsebrühe des gekochten Gemüses, mit Wasser oder fettarmer Milch anrühren, anstatt mit Sahne oder Vollmilch, die in der Gebrauchsanweisung angegeben sind.

2.5 Was sind kindgerechte Lebensmittelmengen?

Womöglich werden Sie festgestellt haben, dass Ihr Kind bei den Hauptmahlzeiten gerne einen Nachschlag nimmt. Oder aber Ihr Kind isst gar nicht mehr als schlanke Kinder. Was ist also eine kindgerechte Portion?

Die Portionsgrößen hängen vom Alter und Geschlecht Ihres Kindes ab. Das Gespür für altersgemäße Portionsgrößen geht vor allem bei übergewichtigen Kindern häufig verloren, da der Magen bei übermäßiger Zufuhr sich vergrößern kann und das Sättigungsgefühl daher später einsetzt.

Mit der nachfolgenden Tabelle möchten wir Ihnen zeigen, wie sich aus den drei Regeln von OptimiX: Reichlich (grün), mäßig (gelb) und sparsam (rot), je nach Alter und Geschlecht der Kinder und Jugendlichen, die Verzehrsmengen für die jeweiligen Lebensmittel ergeben. Die angegebenen Lebensmittelmengen in Tabelle 8 sind Durchschnittswerte für die angegebenen Altersgruppen. Die Mengen sollen einen Anhalt darstellen und das Ampelsystem unterstützen.

Gut zu wissen:

Sie sollen auf gar keinen Fall täglich alles, was Ihr Kind isst, mit einer Waage abwiegen, sondern nach einiger Zeit ein Gespür für die Menge entwickeln.

Praxistipp

Um ein Gespür für die Mengen zu erhalten, wiegen Sie doch einmal gemeinsam mit Ihrem Kind die täglich verzehrten Lebensmittelmengen ab, zu denen Sie Angaben in der Tabelle 8 auf Seite 55 finden. Zum Abwiegen benötigen Sie eine Waage, ein Brettchen, Messer, Teelöffel und Teller. Wiegen Sie anschließend gemeinsam nach und nach die für Ihr Kind altersge-

Tabelle 8: Altersgemäße Lebensmittelverzehrmengen bei OptimiX

	4–6 Jahre	7–9 Jahre	10–12 Jahre	13–14 Jahre Mädchen	13–14 Jahre Jungen
Energie (kcal/Tag)	1.450	1.800	2.150	2.200	2.700
reichlich					
Getränke (ml/Tag)	800	900	1.000	1.200	1.300
Brot, Getreideflocken (g/Tag)	200	200	250	250	300
Kartoffeln[1] (g/Tag)	200	150	180	200	250
Gemüse (g/Tag)	170	220	250	260	300
Obst (g/Tag)	180	220	250	260	300
mäßig					
Milch, -produkte (g/Tag)	350	400	420	425	450
Fleisch, Wurst (g/Tag)	40	50	60	65	75
Eier (Stück/Woche)	2	2	2–3	2–3	2–3
Fisch (g/Woche)	100	150	180	200	200
sparsam					
Öl, Margarine, Butter (g/Tag)	25	30	35	35	40
Geduldete Lebensmittel		< als 10 % der Gesamtenergie			
max. kcal/Tag	150	180	215	220	270

Bsp.: je 100 kcal = 1 Kugel Eiscreme oder 45 g Obstkuchen oder 4 Butterkekse oder 4 EL Flakes oder 4 TL Zucker oder 30 g Fruchtgummi oder 20 g Schokolade oder 10 Stück Chips oder 200 ml Limonade

Anmerkung: [1] oder Nudeln, Reis u. a. Getreide

mäßen Lebensmittel der einzelnen Ampelfarben der Tabelle 2 auf Seite 28–30 ab und stellen Sie die entsprechenden Mengen auf einem gesonderten Teller zusammen. Betrachten Sie gemeinsam mit Ihrem Kind die üblicherweise verzehrten und die empfohlenen Mengen. Was ähnelt sich und was ist anders? Für diese Übung benötigen Sie viel Zeit. Sie und Ihr Kind sollten sich diese Übung an einem gemeinsamen freien Tag vornehmen.

Sie und Ihr Kind werden beim Abwiegen feststellen, dass Ihr Kind täglich viel *Brot* bzw. Getreideflocken verzehren kann, wahrscheinlich mehr als bisher. Erklären Sie Ihrem Kind, dass Brot und Getreideflocken gute „Sattmacher" sind und zudem viele Vitamine und Mineralstoffe enthalten, wenn sie aus Vollkornprodukten stammen.

Sind Sie und Ihr Kind erschrocken über die kleine Portion *Fleisch*? Man muss nicht jeden Tag Fleisch essen, um satt zu werden. Fleisch ist eine Beilage. Speisen aus Getreide wie Grünkernbratlinge oder Gemüse-Reis-Puffer sind geschmackvolle Alternativen für ein Fleischgericht. Brot kann anstatt mit fettreicher Wurst z. B. auch sehr gut mit Rohkost in Scheiben, z. B. Bananen, Kiwi, Tomaten oder Gurke belegt werden und ist trotzdem ein vollwertiges Brot.

Gut zu wissen:

Generell gilt die Empfehlung: Brot dick schneiden und dünn belegen!

Ist Ihnen und Ihrem Kind aufgefallen, welche Menge Sie ohne Weiteres erhöhen können? Richtig! *Kartoffeln, Obst* und *Gemüse* isst Ihr Kind wahrscheinlich weniger, als es eigentlich darf. Viele Kinder und Jugendliche essen nicht regelmäßig Obst und Gemüse.

Praxistipp

Gewöhnen Sie Ihrem Kind an, zu jeder Mahlzeit, das heißt fünfmal am Tag, Obst oder Gemüse zu essen:
- Bieten Sie zum Brot Rohkost an.
- Bestücken Sie das Müsli mit frischem Obst.
- Servieren Sie zum Abendessen einen Rohkostteller.
- Fertigen Sie Schulbrote mit lustigen Gemüsegesichtern an.
- Kreative, kindgemäße Namen wie „Krümelmonster" (aus Knäckebrot und einer Banane bestehend) „Pippi-Langstrumpf-Picknick" (in Form

eines Vollkornbrötchens mit bunten Paprikastreifen garniert) können Appetit machen. **Kinder sind sehr offen für neue Ideen in diesem Bereich, und natürlich macht es viel mehr Spaß, einen „Zauberapfel" oder einen „Power-Burger" mit zur Schule zu nehmen. Dies klappt meist umso besser, je jünger Ihr Kind ist.**

Bei den *Süßigkeiten* werden Sie und Ihr Kind feststellen, dass nur eine kleine Menge pro Tag vorgesehen ist. Wichtig ist zu verdeutlichen, dass diese Lebensmittel nicht verboten sind. Auch eine kleine Menge am Tag, richtig eingeteilt und vor allem richtig genossen, bringt ein großes Geschmackserlebnis (siehe auch Seite 60: Tipps zum Einsparen von Zucker).

Gut zu wissen:

Wenn Sie abschließend alle Lebensmittel noch einmal zusammen betrachten, werden Sie feststellen, dass Ihr Kind nicht weniger essen muss als bisher, sondern nur anders.

2.6 Wie kann man Fett und Zucker einsparen?

Wie Sie bereits in diesem Ratgeber erfahren haben, zählen Fett und Zucker zu den hauptsächlichen Dickmachern in unserer Ernährung. Sie liefern aber keine wichtigen Nährstoffe. Deshalb könnte man eigentlich größtenteils auf sie verzichten und die Ernährung wäre trotzdem gesund.

Aber Fett und Zucker haben einen nicht zu unterschätzenden Vorteil: Sie schmecken ausgesprochen gut. Der Wohlgeschmack wird sogar noch erhöht, wenn Fett und Zucker gemeinsam vorkommen, z.B. in Schokolade. Das empfinden Kinder und Jugendliche ebenso wie Erwachsene. Dennoch kann man auch hier sparen und trotzdem weiter genießen.

Beim Ampelsystem (vgl. Tabelle 2 auf Seite 28–30) haben Sie bereits gelernt, wie Sie z.B. kalorien- und fettreiche Milch-, Wurst- und Fleischsorten sowie fett- und zuckerreiche Süßigkeiten durch gelbe, kalorienärmere Alternativen austauschen können. Dabei gibt es kaum geschmackliche Einbußen, und die Umgewöhnung erfolgt häufig schneller als man zunächst glaubt. Außerdem gibt es viele Möglichkeiten, beim Kochen und Backen Fett und Zucker einzusparen.

Tipps zum Einsparen von Fett

Tabelle 9 zeigt Ihnen, wie Sie bei der *Speisenzubereitung* im Haushalt und bei der *Lebensmittelauswahl* generell *Fett* einsparen können.

Tabelle 9: Tipps zum Einsparen von Fett

statt Panieren und Frittieren …	– Braten in beschichteten Pfannen – Garen im Römertopf, in Bratfolie oder Alufolie[1] – Backen auf dem Backblech mit Backpapier (zum Beispiel geviertelte Kartoffelspalten oder Kartoffelscheiben, die man mit etwas Salz und Pfeffer würzt) – Braten in Mineralwasser (Das Fleisch wird *ohne Fett* in der trockenen Pfanne angebraten. Haben sich die Poren geschlossen, löscht man mit Mineralwasser ab. So löst sich das Fleisch von dem Pfannenboden. *Wichtig: die Pfanne muss beschichtet sein!*). – Dünsten (Garen in wenig Flüssigkeit: In Wasser, z. B. mit Zitrone abgeschmeckt, oder in Brühe oder im Saft des Gargutes, z. B. von Fleisch und Fisch). – Dämpfen (Garen im Wasserdampf-Luft-Gemisch, meistens in einem Siebeinsatz) – Dampfdruckgaren (Kochen, Dämpfen, Dünsten in einem druckdichten Topf) – Poschieren (Garen in Flüssigkeit unterhalb des Siedepunktes, z. B. Fisch und Eier)
statt Rührteig, Mürbeteig, Sahnetorte …	– Hefeteig – Biskuitteig – Quarkölteig – Obstböden (aus Biskuitteig) – Joghurttorten – Margarine und Butter zur Hälfte oder ganz durch Buttermilch ersetzen
statt Sahnesoße, Mehlschwitze, Mayonnaise …	– generell Sahne und Crème fraîche mindestens zur Hälfte oder am besten ganz durch Milch oder Joghurt ersetzen – Aufläufe mit Milch statt Sahne, mit Joghurt statt Crème fraîche, mit Magerquark statt Eiern zubereiten, auf Käse in der Soße verzichten, Käsemenge zum Überbacken reduzieren – Salatsoßen aus fettarmem Joghurt, aus Buttermilch, aus Essig mit wenig Öl, aus Salatmayonnaise mit fettarmem Joghurt verdünnt herstellen – Nudeln mit Soße Cabonara aus Milch, mit Käsesoße aus fettarmem Schmelzkäse, mit Bolognese aus magerem Hackfleisch, mit Bolognese aus Gemüse (z. B. Tomaten, Möhren, Erbsen, Lauch) servieren

Tabelle 9: Tipps zum Einsparen von Fett (Fortsetzung)

	– Gemüse mit frischen Kräutern verfeinern, mit Joghurt-soße anmachen, Gemüse pürieren, Kochwasser mit etwas Püreepulver andicken. – bei Fleisch das Bratenfett abschöpfen, den Bratensaft mit etwas Mehl oder Stärke andicken
statt Sahne-dessert...	– Obstsalat – pürierte Früchte – angedickter Fruchtsaft – fettarme Milch statt Sahne zum Anrühren von Instant-produkten
statt fett-reichen Brot-belags ...	– Quark – fettarmer Frischkäse – Senf – Tomatenmark – alternative Brotaufstriche (z. B. aus Grünkern) – Tomaten- oder Gurkenscheiben – Marmelade oder Honig (statt Nuss-Nougat-Creme)
statt fett-reicher Fleisch- und Wurstwaren ...	– Filet – Geflügel (ohne Haut) – fettarmer Seefisch: Seelachs, Rotbarsch, Scholle – Putenaufschnitt – gekochter oder roher Schinken (ohne Fettrand) – Aspikaufschnitt – Fettränder entfernen – Frikadellen und Hacksoße aus magerem Fleisch – Fleisch zum Teil oder ganz durch Gemüse ersetzen – Pizza mit Schinken oder mit Thunfisch (eingelegt im eigenen Saft)
außerdem ...	– großzügig frische Gewürze statt Fett verwenden – Mengen planen, sodass keine Reste übrig bleiben – Essensreste nicht in Fett aufwärmen, sondern etwas Wasser zugeben – auf Butter/Margarine als Streichfett bei Wurst- und Käse-broten verzichten – Kalorien- und Fettgehaltsangaben auf Verpackungen beachten oder in Tabellen nachschlagen (z. B. „Kalorien mundgerecht", Umschau-Verlag)
und übrigens:	– Margarine enthält *nicht* weniger Kalorien als Butter!

Anmerkung: [1] Erklärungen zu Garmethoden finden sich im Heft „Richtig kochen – schonend zubereiten". Bezugsanschrift: aid infodienst, Friedrich-Ebert-Str. 3, 53177 Bonn

Tipps zum Einsparen von Zucker

Zucker versteckt sich meist in *Süßigkeiten* wie Bonbons, Schokolade, Eiscreme, Kuchen, Gebäck und *gezuckerten Getränken* wie Cola und Limonaden. Tabelle 10 zeigt Ihnen, wie Sie bei der *Speisenzubereitung* und bei der *Lebensmittelauswahl* Zucker einsparen können.

Tabelle 10: Tipps zum Einsparen von Zucker

statt Limo, Cola, Fruchtsaftgetränken, Eistee, Malzbier ...	– Trinkwasser (Leitungswasser) – Mineralwasser – Mineralwasser mit Zitronengeschmack (ohne Zucker) – ungesüßter Kräuter- oder Früchtetee – Fruchtsaftschorle (100 %-iger Fruchtsaft): mindestens im Mischverhältnis 1 Teil Saft und 2 Teile Wasser
statt gesüßter Cerealien (z. B. Smacks, Schokomüsli) ...	– Müsli aus Haferflocken oder Vielkornflocken mit frischen Früchten und fettarmem Joghurt oder fettarmer Milch – Haferflocken oder Vielkornflocken mit 100 %-igem Fruchtsaft – fertige Früchtemüslimischungen ohne Zuckerzusatz – Cornflakes ohne Zuckerzusatz
statt spezieller Milchprodukte für Kinder, fertigem Fruchtjoghurt ...	– Obstsalat – fettarmer Naturjoghurt mit frischem Obst – Magerquark mit frischem Obst – Grütze aus frischen Früchten oder 100 %-igem Fruchtsaft
statt süßen Kuchens, süßer Kekse ...	– beim Backen generell die Zuckermenge des Kuchenrezeptes mindestens halbieren – Kekse aus Haferflocken – Vollkornbrötchen mit Fruchtaufstrich

PROBLEM: Ihr Kind verzehrt zu viel Süßigkeiten?

Folgende Punkte sollten Sie beachten:
1. Versuchen Sie, weniger Süßigkeiten einzukaufen. Wenn der Vorratsschrank keine Schnuckermöglichkeiten bietet, kann zu Hause auch nichts verzehrt werden!
2. Sie glauben, die Süßigkeiten verstecken zu können? Kinder finden alle, wirklich *alle* Verstecke. Und die Süßigkeitenverstecke zu finden kann leicht zum „Spaß" für Ihre Kinder werden, bei dem sie sich mit den Süßigkeiten anschließend belohnen.

3. Sprechen Sie mit Freunden und Verwandten über Ihre Ernährungsumstellung. Diese können unterstützend wirken, wenn Ihre Kinder sich dort gerne und häufig aufhalten. Erklären Sie ihnen das Ampelsystem und die Austauschalternativen.

4. Geschenke und Mitbringsel sollten nicht als Süßigkeiten erfolgen, sprechen Sie mit den Großeltern über kleine Geschenke in Form von Comics, Geld fürs Sparbuch usw.

5. Versuchen Sie die Ampelalternativen einzusetzen. Bieten Sie anstelle von Schokolade doch lieber Gummibärchen oder Lakritze an (siehe Ampeltabelle 3 auf Seite 31–32).

6. Eine gute Möglichkeit, den Süßigkeitenverzehr zu regulieren, ist eine Süßigkeitenbox. Betrachten Sie gemeinsam mit Ihrem Kind die tägliche oder wöchentliche Süßigkeitenmenge, die es bisher verzehrt hat. Einigen Sie sich auf eine Menge pro Tag (bei jüngeren Kindern) oder pro Woche (bei älteren Kindern), die *etwas* unter dem bisherigen Verzehr liegt. Diese Menge wird auf einem Teller zusammengestellt. Ihr Kind entscheidet, wann sie verzehrt wird. Es dürfen jedoch ansonsten keine Süßigkeiten verzehrt werden. Sie bieten Ihrem Kind hiermit eine Möglichkeit, eigenverantwortlich mit den Süßigkeiten umzugehen.

7. Versuchen Sie den Süßhunger Ihres Kindes mit süßen Obstsorten zu stillen. Stellen Sie z. B. einen leckeren Obstteller bereit mit klein geschnittenem Obst auf Spießen aus Sorten, die Ihr Kind gerne mag.

8. Das Zuckerwürfelratespiel (vgl. Ernährungsübung 8 auf dieser Seite) veranschaulicht sehr praktisch den Zuckergehalt von Lebensmitteln.

9. Langsamer Genuss geringer Mengen ist o. k. Die Ernährungsübungen 9 und 10 (Schokoladenfantasiereise auf Seite 62, Kartoffelchips-Experiment auf Seite 63) sind gute Beispiele für langsames Genießen.

Ernährungsübung 8: Das Zuckerratespiel

Sammeln Sie leere Verpackungen, z. B. eine Dose Cola, eine Tüte Gummibärchen, ein Mars, einen Becher Fruchtjoghurt, eine Schnitte mit Milchcreme, eine Tüte Kakaogetränkepulver und eine Flasche Tomatenketchup. Legen Sie die leeren Verpackungen auf einen Tisch und stellen Sie eine Packung Zuckerwürfel dazu. Die Aufgabe Ihres Kindes besteht nun darin, zu schätzen, wie viele Zuckerwürfel sich in den jeweiligen Produkten verbergen, und die geschätzte Menge daneben zu legen. Wurden alle Produkte betrachtet und bewertet, lösen Sie das Spiel auf, indem Sie das Ergebnis nennen und die evtl. fehlenden Zuckerwürfel von Ihrem Kind dazulegen lassen.

Auflösung: So viel Zucker ist enthalten

	Stücke Würfelzucker
1 Tafel Schokolade (100 g)	20
1 Esslöffel Nutella (25 g)	4
1 Dose Coca-Cola (300 ml)	12
1 Portion Smacks (30 g)	6
1 Becher Fruchtjoghurt (200 g)	9
1 Tüte Capri-Sonne (200 ml)	8
1 Flasche Ketchup (400 g)	40
1 Schokokuss (20 g)	5
2 Esslöffel Kakaopulver (20 g)	5
2 Esslöffel Zitronenteepulver (20 g)	6
1 Milchschnitte (30 g)	2
1 Hanuta (25 g)	3
1 Mars (58 g)	14
1 Tüte Gummibärchen (100 g)	25

Ernährungsübung 9: Die Schokoladenfantasiereise

Hierfür benötigen Sie ein Stück zart schmelzende Schokolade. Lesen Sie langsam den folgenden Text vor und lassen Sie Ihr Kind auf eine Fantasiereise mit der Schokolade gehen, während es das Stück Schokolade betrachtet, befühlt und im Mund lutscht. Ihr Kind wird erleben, wie lange man bei einem einzigen Stück Schokolade verweilen kann, wenn man es lutscht. Vielleicht stellen Sie gemeinsam fest, dass Schokolade dann viel intensiver und länger süß schmeckt. Genießen soll im Vordergrund stehen.

Fantasiereise

- Setze dich gemütlich auf einen Stuhl und suche mit den Augen auf dem Boden einen festen Punkt.
- Höre dir nun einmal die Geräusche im Raum an (Sie als Leser bis 20 zählen, dann weiter).
- Atme zweimal tief ein und aus.
- Du bist nun auf einer Schokoladeninsel, hier ist alles aus Schokolade. Ein Himmel aus Mousse au chocolat, ein Strand aus Schokostreuseln, Felsen aus weißer Schokolade und ein Meer aus Kakao. Man darf alles essen, aber nur ganz, ganz langsam (bis 30 zählen).

- Lege dir nun die Schokolade auf deinen Handrücken und rieche einmal an der Schokolade. Überlege für dich, wonach die Schokolade riecht (bis 20 zählen).
- Befeuchte deine Lippen und bestreiche deine Lippen mit etwas Schokolade. Dann lutsche die Lippen ab und überlege dir: „Wie schmeckt das?" (bis 20 zählen).
- Nimm die Schokolade nun in den Mund. Beiß nicht auf das Stück, sondern schiebe es unter die Zunge und lass es dort ruhen (bis 20 zählen).
- Schiebe nun das Stück mit der Zunge in die linke Wange (bis 20 zählen)
- und jetzt in die rechte Wange (bis 20 zählen).
- Den Rest der Schokolade lass im Mund ganz langsam schmelzen, wie ein Bonbon (bis 30 zählen).
- Geh nun noch einmal mit deiner Zunge den Weg des Schokoladenstückchens entlang und überlege dir, wo hat dir die Schokolade am besten geschmeckt und wo war deine Lieblingsecke (bis 30 zählen).
- Du kommst nun langsam wieder von der Schokoladeninsel zurück. Du kommst in den Raum zurück, öffnest die Augen und räkelst/streckst dich, als wenn du gerade aufgestanden wärst.

Ernährungsübung 10: Das Kartoffelchips-Experiment

Mit diesem Experiment können Sie gemeinsam feststellen, dass langsamer Verzehr viel intensiver ist. Durch die verdauende Wirkung des Speichels im Mund entstehen neue vielleicht unbekannte Geschmacksempfindungen, und man kann so lernen, wenig Chips zu verzehren und doch intensiv zu genießen.

Materialien: Für jeden Teilnehmer ein Schälchen mit Kartoffelchips und für jeden Teilnehmer einen Becher.

Dauer: ca. 15 Minuten.

Vorbereitung: Die Kartoffelchips in die Schälchen abfüllen.

Testverlauf: Setzen Sie sich mit Ihrem Kind entspannt hin. Jeder erhält ein Schälchen mit Kartoffelchips und einen Becher. Lesen Sie den folgenden Text langsam vor. Punkte oder Klammern im Text bedeuten Lesepausen. In den Klammern stehen Zahlen, bis zu denen Sie leise zählen können, bevor Sie weiterlesen.

Text

- Stellt bitte das Schälchen mit den Kartoffelchips und den Becher neben euch. Nehmt ein unversehrtes Chip hoch. … Mit welcher Hand habt ihr das gemacht? … Ist es die Hand, mit der ihr normalerweise etwas tut? …
- Nehmt das Chip in die andere Hand. … Jetzt riecht daran. … Seid euch dabei bewusst, wie selten ihr an Nahrungsmitteln riecht, weil man das in unserer Kultur üblicherweise nicht tut.[1]
- Nun leckt an dem Kartoffelchip. … Riecht an dem angefeuchteten Stück. … Hat sich der Geruch verändert? …
- Leckt noch einmal an dem Chip. … Wie gefällt euch die spezifische Würzmischung? …
- Werft das Chip in den Becher und nehmt ein neues. … Führt es mit der linken Hand zum Mund und beißt ein Stückchen davon ab. Beißt so, wie ihr normalerweise nicht abbeißt. Kaut bitte nicht, sondern lasst das Stück vorn in eurem Mund feucht werden und aufweichen … (bis 30 zählen).
- Jetzt presst es mit der Zunge gegen euren Gaumen, damit ihr den Saft schmecken könnt. … Dreht den Brei solange mit der Zunge herum, bis er seinen Geschmack verloren hat … (bis 30 zählen).
- Mögt ihr diesen Brei jetzt noch? … Ihr könnt wählen, ob ihr den Brei schlucken oder ausspucken wollt. …
- Nehmt ein neues Kartoffelchip. … Stellt euch vor, dass ihr ein Büffel seid, der langsam und gründlich das Kartoffelchip zerkleinert. … Schluckt es nicht hinunter. Wie schmeckt euch das zerkleinerte Chip? … Was ist anders beim Kauen als beim Lecken und Aufweichen? … Spuckt die Reste aus oder schluckt sie hinunter. …
- Nehmt ein neues Stück und kaut es diesmal so schnell wie möglich, jedoch ohne es zu schlucken. … Esst ihr Kartoffelchip normalerweise in diesem Tempo? …
- Wann könnt ihr die Struktur und das Aroma der Kartoffelchips mehr genießen, wenn ihr so schnell kaut wie zuletzt, oder wenn ihr das ganz langsam tut? …
- Nun könnt ihr die Reste schlucken oder ausspucken. … Macht euch einen Augenblick Gedanken und dann tauschen wir die Erfahrungen gegenseitig aus!

---

[1] Die Eltern in unserem Kurs haben uns nicht ermuntert, unsere Speisen vor dem Essen zu beriechen. Dabei sind die Geruchsqualitäten unserer Nahrung unwahrscheinlich wichtig für sinnlichen Genuss. Wenn wir erkältet sind, schmecken wir z. B. nur noch ein Minimum, und das Essen bereitet uns viel weniger Freude als sonst. Wenn wir uns die Nase zuhalten und die Augen schließen, können wir z. B. kaum noch eine rohe Kartoffel von einem Apfel unterscheiden.

2.7 Was ist von Fast Food und Kinderlebensmitteln zu halten?

In den letzten Jahren sind immer mehr spezielle Lebensmittel auf den Markt gekommen, die in der Werbung gezielt für Kinder und Jugendliche angepriesen werden. Dazu zählen sogenannte „Kinderlebensmittel" und Fast Food, die inzwischen zum festen Bestandteil der Ernährung bei vielen Kindern und Jugendlichen geworden sind.

Auch hier gilt das Prinzip: Es kommt darauf an, wie häufig und wie viel hiervon verzehrt wird und welche anderen Lebensmittel sonst noch im täglichen Speiseplan stehen. Es ist natürlich nicht gesund, wenn ein Kind den ganzen Tag über nascht oder sich alle paar Tage mit Burgern oder Pommes frites versorgt, ohne dass es auch Salat dazu isst oder einen Apfel mit zur Schule nimmt.

Fast Food

Sicherlich haben Sie mit Ihrem Kind ab und zu schon ein Fast-Food-Restaurant besucht, oder Ihr Kind geht mit Freunden dorthin. Darauf brauchen Sie in Zukunft nicht zu verzichten. Es stellt sich allerdings die Frage: Was kann man hier essen, ohne zu viele Lebensmittel aus dem roten Ampelbereich oder zu große Portionen zu sich zu nehmen?

Praxistipp

Zeigen Sie Ihrem Kind geeignete Alternativen im Fast-Food-Bereich auf: Anstelle des „roten" Big Mac einen „gelben" Hamburger; anstelle der großen Portion Pommes frites eine kleine Portion, statt der Cola ein Mineralwasser oder eine Apfelsaftschorle; dann ist das Fast-Food-Essen akzeptabel (vgl. Seite 155). Eine große Hilfe bei der Auswahl bieten die Nährwerttabellen, die die Fast-Food-Ketten herausgeben. Diese liegen häufig an der Bestelltheke aus und können kostenlos mitgenommen werden.

Wir haben Ihnen als kleine Hilfe die Nährwertangaben einiger Speisen und Getränke von McDonald's aufgelistet (siehe Tabelle 11 auf Seite 66). Die Angaben beziehen sich auf die tatsächlichen Portionsgrößen, die dort angeboten werden. So können Sie auf einen Blick die Unterschiede erkennen und mit Ihrem Kind besprechen.

Gut zu wissen:

Lassen Sie sich nicht von den Nährwert-Tabellen der Fast-Food-Ketten verwirren. Anhand der Nährwerttabellen werden Sie feststellen, dass sich die Angaben von Kalorien- oder Fettgehalt auf 100 g des Produktes beziehen. Tatsächlich wiegt aber z. B. der Big Mac 212 g. Das bedeutet, er enthält mehr als doppelt so viel Fett, wie in der Tabelle angegeben wurde. Es ist wichtig, auf diese „Kleinigkeiten" zu achten, sonst lässt man sich leicht dazu verleiten, gerade den Big Mac auszuwählen, da er ja auf den ersten Blick gar nicht so viele Kalorien enthält wie andere Gerichte.

Tabelle 11: Portionsgrößen und Nährwertangaben von ausgewählten Speisen und Getränken in McDonald's-Restaurants

Produkt	Portion	Energie in Kalorien	Fett in g	Zucker in g
Big Mac	210 g	504 kcal	26,0	6,9
Hamburger Royal TS	250 g	570 kcal	34,8	7,0
Hamburger	100 g	247 kcal	8,5	6,0
Gemüse Mac	200 g	468 kcal	24,6	7,6
Pommes frites, klein	122 g	394 kcal	18,9	0,6
Pommes frites, groß	244 g	788 kcal	37,8	1,2
Mayonnaise	20 ml	149 kcal	16,3	0,4
Ketchup	20 ml	24 kcal	0,04	5,1
Chickensalat	240 g	226 kcal	6,5	1,9
Gartensalat	80 g	13 kcal	0,1	0,8
Hausdressing	60 ml	81 kcal	6,5	–
Joghurtdressing	60 ml	31 kcal	0,4	–
Coca-Cola	300 ml	126 kcal	0	31,8
Orangensaft	300 ml	123 kcal	0	25,5
Lift-Apfelsaftschorle	300 ml	75 kcal	0	18
Bonaqua	300 ml	0	0	0
Schokomuffin	110 g	484 kcal	28,6	27,0
Mc-Sundae-Tüte	100 g	171 kcal	4,9	10,3

Praxistipp

Lassen Sie Ihr Kind ein eigenes Fast-Food-Gericht kreieren. Wie wäre es z. B. mit einem „Power-Burger" oder einer „Thunfisch-Gemüse-Pizza" (Rezepte siehe Seite 161 und 150)? Selbst gemachte Fast-Food-Gerichte werden meist sehr gerne von Kindern verzehrt.

Kinderlebensmittel

Knallig bunt für Kinder aufgemacht, mit (meist minderwertigem) Spielzeug als Beigabe, kommen „Kinderlebensmittel" daher. Gesundheitsversprechungen wie „mit Vitaminen" oder „mit der Extraportion Milch" richten sich an die Eltern. Als „Kinderlebensmittel" werden überwiegend Süßigkeiten oder andere stark gesüßte Produkte wie Frühstückscerealien (z. B. Smacks, Crunchies) angeboten. Das Angebot an „Kinderlebensmitteln" hat sich im Laufe von 4 Jahren verdreifacht. Die Qualität der Produkte wurde aber nicht verbessert: Nach wie vor handelt es sich bei diesen größtenteils um zuckerhaltige Produkte, die in den gelben oder roten Ampelbereich gehören, z. B. Kinderschokolade, Kinderjoghurts oder spezielle Frühstückscerealien für Kinder.

Gut zu wissen:

Das Forschungsinstitut für Kinderernährung hat bei einer bundesweiten Erhebung von „Kinderlebensmitteln" festgestellt, dass das Angebot derartiger Produkte in *grundsätzlichem Widerspruch* zu den Empfehlungen der optimierten Mischkost steht. Die Kinderlebensmittel waren in ihrem Nährstoffgehalt nicht besser als ähnliche herkömmliche Lebensmittel, meist aber teurer.

3 Wissenswertes zum (Ess-)Verhalten

Es kommt nicht nur darauf an, was man isst, sondern auch, *wie, wo, wann* und *warum* wir essen (das sogenannte Essverhalten), wie wir in diesem Kapitel lernen werden. Nachdem wir Ihnen erläutert haben, wie Verhalten zustande kommt, geben wir Ihnen anschließend Tipps, wie Sie dieses (Ess-)Verhalten beeinflussen und verändern können. Dazu werden in diesem Kapitel wieder eine Menge Übungen beschrieben. Probieren Sie diese Übungen vielleicht zuerst bei sich (und eventuell bei Ihrem Partner) aus, wenn Sie nicht sicher sind, ob diese Übung für Ihr Kind geeignet ist. Wenn eine Übung nicht passt, lassen Sie diese aus und versuchen Sie die nächste Übung. Denn es ist wichtig, dass es Ihrem Kind auch Spaß macht. Sie werden unter Umständen auch feststellen, dass nicht alle Übungen gleich gut klappen. Das liegt daran, dass nicht alle Übungen für alle Familien gleich gut geeignet sind. Und nun viel Spaß und Erfolg beim Durchlesen und Ausprobieren!

3.1 Wer prägt das Verhalten unserer Kinder?

Der größte Teil unseres Verhaltens wie auch des Verhaltens unserer Kinder ist erlernt. Dabei gibt es mehrere Wege, wie „Lernen" funktioniert.

Soziales Lernen oder Lernen am Modell

Beim Füttern von Kleinkindern mit dem Löffel öffnet die Mutter instinktiv ihren eigenen Mund. Das Kleinkind ahmt seine Mutter nach, öffnet den Mund und schon kann es leicht gefüttert werden. Dies ist nur ein ganz einfaches Beispiel, wie (Ess-)Verhalten gelernt wird. Erinnern Sie sich noch, wie Ihr Kind als Kleinkind die Situation des Essens nachgespielt hat mit seinen Puppen? Kam Ihnen damals manches bekannt vor?

Wie Lernen am Modell funktioniert, zeigt auch folgendes Beispiel:

Beispiel:
Die Mutter von Olaf, 10 Jahre, hat einen stressigen Beruf. Manchmal, wenn der Ärger im Büro groß war, kommt sie nach Hause und muss erst einmal eine Tafel Schokolade essen, um ihre Nerven zu beruhigen. Olaf hat zur Zeit Stress in der Schule. Nun beobachtet die Mutter, dass auch Olaf nach besonders stressigen Tagen zur Schokolade greift.

Wie kann man das Verhalten von Olaf erklären? Kinder schauen bei all ihren Verhaltensweisen zuerst auf ihre Eltern. Sie lernen schnell, wann die Eltern aus welchem Anlass sich wie verhalten und wann sie wie viel essen. So lernen die Kinder, dass eventuell die Eltern Essen als Belohnung für sich selbst einsetzen oder aus Frust und Stress essen. Dieser Zusammenhang ist so wichtig, dass er niemals aus den Augen gelassen werden darf. Er wird auch dann sehr wichtig, wenn die Kinder ihr Verhalten ändern sollen, andere Familienmitglieder aber ihr Verhalten beibehalten. Wenn die Eltern oder Geschwister, Verwandten und Freunde genau so weiter essen wie bisher, Ihr Kind aber plötzlich auf leckere Sachen verzichten soll, wird Ihr Kind protestieren.

Um den Zusammenhang zwischen Ihrem Verhalten und dem Verhalten Ihres Kindes zu erkennen, bedarf es Mut und Ehrlichkeit. Sie müssen es ja niemanden weitererzählen. Haben wir Ihr Interesse geweckt? Dann überlegen Sie doch einmal, wo Sie Vorbild für das derzeitige Essverhalten Ihres Kindes sind. Die folgenden Fragen sollen eine Hilfestellung sein:
- Wann nehme ich mir die Zeit, mein Essen richtig und bewusst zu genießen?
- Wann und aus welchem Anlass esse ich?
- Kann ich mich selbst beim Essen bremsen und angebotenes Essen ablehnen?
- In welchen Situationen verliere ich die Kontrolle über mein Essverhalten?
- Wie gehe ich selbst mit Gefühlen von Ärger, Frust, Langeweile, Angst und Stress um?
- Wie sehr bedeutet Essen für mich auch Trost oder Belohnung?

Diese sind nur einige beispielhafte Fragen. Versuchen Sie herauszufinden, in welchen Ess-Verhaltensweisen Ihr Kind Ihnen nacheifert.

Reiz-Reaktions-Lernen

Was Reiz-Reaktions-Lernen (oder in der Fachsprache Klassisches Konditionieren) ist, zeigt das folgende Beispiel:

Beispiel:
Immer, wenn Peter, 12 Jahre alt, den Fernseher anmacht, muss er nach kurzer Zeit, spätestens bei der ersten Werbepause mit Lebensmittelwerbung, sich etwas zu essen holen, auch wenn er gerade vorher erst zu Mittag gegessen hat. Er hat sich schon einige Male vorgenommen, nicht beim Fernsehen zu essen, doch immer, wenn er fernsieht, vergisst er seine Vorsätze.

Wie kann man dies erklären? Unser Gehirn lernt, dass zwischen Reizen und
nachfolgendem Verhalten ein Zusammenhang besteht. Werden nun z. B. beim
Fernsehen in der Regel Snacks verzehrt, kurbelt das Gehirn schon in Erwartung der Leckereien die Magensaftproduktion an, sobald der Fernseher läuft,
oder spätestens bei der ersten Werbung mit Lebensmitteln. In der Folge bekommt man Appetit.

Diese Verknüpfung von Reizen (z. B. Werbung im Fernsehen) und Reaktio-
nen (Appetit) kann jedoch auch wieder gelöscht werden. Doch dies braucht
einige Zeit, und dafür brauchen wir einige Tricks wie Selbstbeobachtung
(siehe Essverhaltensübung 12) oder die Stopptechnik, die beide später erläutert werden (siehe Essverhaltensübung 4).

Belohnungslernen

Was meint Belohnungslernen (oder in der Fachsprache Operantes Konditionieren)? Zunächst wieder ein Beispiel:

Beispiel:

Carl und seine Mutter möchten, dass er abnimmt. Ihnen beiden ist aufgefallen, dass er mittags immer noch eine zweite Portion verzehrt. Sie vereinbaren, dass immer, wenn er keine zweite Portion verlangt, er eine seiner heiß geliebten Yu-Gi-Oh-Karten bekommt. Nach 4 Wochen sind alle
erstaunt. Carl hat seine Yu-Gi-Oh-Karten zusammen und „nebenbei" sogar
1 Kilogramm an Gewicht verloren. Auch die Mutter ist begeistert, da sie
ihn nicht täglich mittags wie sonst ermahnen musste.

Was ist hier passiert? Das Verhalten wurde durch viele kleine Belohnungen
verändert. Dies ist ein sehr effektives Verfahren, um Verhalten zu ändern, sodass Sie hierauf immer wieder zurückgreifen können.

Gut zu wissen:

Mit Belohnungen kann das Verhalten Ihres Kindes hervorragend verändert
werden!

Jedoch kann Belohnungslernen auch zu Übergewicht führen. Wird Essen (zumeist Süßes oder Fettiges wie z. B. Bonbons, Schokolade) von klein auf als

Belohnung in der Erziehung eingesetzt, so lernt das Kind: Verhalte ich mich so, wie es die Erwachsenen von mir erwarten, bekomme ich etwas Süßes zur Belohnung! Aus Sicht des Kindes muss Süßes deshalb etwas sehr Gutes sein, denn sonst bekäme es doch nicht Süßigkeiten als Belohnung für gutes Betragen. Es kostet später enorme Mühen, die negativen Folgen dieses Lerneffektes wieder rückgängig zu machen. Deswegen sollten Sie es sich zur Richtschnur machen, nicht mit Essen (insbesondere Süßigkeiten) zu belohnen.

Essen verringert auch unangenehme Gefühle und stellt somit eine Selbstbelohnung dar. Viele Kinder in unserer Gesellschaft lernen vom Kleinkindesalter an, dass unangenehme Gefühle (Trauer, Frust, Langeweile, Wut, Angst) mit einer kleinen leckeren Belohnung nicht so schlimm sind. Als Folge bekommen die Kinder später jedes Mal bei unangenehmen Gefühlen Lust auf Essen. Sie haben gelernt, dass sich dadurch z. B. die Trauer etwas verringert.

3.2 Wie können Sie das Verhalten Ihrer Kinder verändern?

Eltern als Vorbild

Nachdem wir nun wissen, wie der größte Teil unseres Verhaltens zustande kommt, können wir uns dies zunutze machen, um Verhalten zu verändern. Lernen am Modell ist eine sehr gute Möglichkeit für Sie, das Verhalten Ihres Kindes zu ändern. Sie brauchen „nur" Ihr eigenes Verhalten in die gewünschte Richtung zu lenken, dann wird Ihr Kind früher oder später mitziehen. Und das ist doch eine wunderbare Chance! Sie müssen nicht das Verhalten ihres Kindes reglementieren, sondern Ihr eigenes Verhalten überdenken.

Gut zu wissen:

Bringen Sie (Ess-)Verhalten nicht bei, sondern leben Sie es vor.

Praxistipp

Um ein gutes Vorbild zu sein, ist Ihre innere Einstellung sehr wichtig. Überlegen Sie und Ihr Partner, wie Sie zu den folgenden Aussagen stehen und wo vielleicht Veränderungen vereinbart werden können:
- Essen ohne Fleisch ist kein richtiges Essen.
- Ein Sonntag ohne Kuchen ist kein Sonntag.

- Feste werden durch reichhaltiges Essens erst richtig schön.
- Essen wird nicht weggeworfen.
- Der Teller wird leer gegessen.
- Essen gehört beim Fernsehen einfach dazu.
- Man muss, falls jemand zu Besuch kommt, Knabbereien vorrätig haben.
- Gemeinschaft und Essen gehören einfach zusammen.

Es ist auch wichtig, für sich ehrlich zu beantworten: Leide ich oder mein Partner oder ein anderes wichtiges Familienmitglied an einer Essverhaltensstörung? Kann ich mich selber kaum zügeln und bin deswegen massiv übergewichtig? Leidet jemand an einer Bulimie (Ess-Brech-Sucht) oder Magersucht? Hat jemand regelrechte Ess-Attacken gerade bei Traurigkeit, Frust oder Langeweile? Falls ja, ist es in solchen Fällen sehr wichtig, dass erst einmal dieses Familienmitglied sein Problem in den Griff bekommt. Kinder oder Jugendliche haben ein sehr feines Gespür dafür, ob andere ebenfalls unter einer Essverhaltensstörung leiden. Abgesehen davon, dass es sich bei den genannten Essverhaltensstörungen um behandlungsbedürftige Erkrankungen handelt, wird sich Ihr Kind Sorgen machen. Wahrscheinlich wird es die Mitarbeit verweigern, weil es spürt, dass niemand ihm bei den zwangsläufig auftretenden Schwierigkeiten beim Abnehmen helfen kann. Dann brauchen Sie professionelle Hilfe z. B. durch einen Kinder- und Jugendpsychiater/-psychologen.

Lernen durch Belohnungen

Ein anderer, sehr Erfolg versprechender Weg ist, sich das Belohnungslernen zunutze zu machen. Es gibt zwei Arten von Belohnung, eine materielle und eine soziale Art der Belohnung. Ferner gibt es zwei Arten, wie die Belohnung erfolgen kann, direkt oder erst mit Verzögerung. Bei einer späteren Belohnung werden „Punkte" gesammelt und gegen eine Belohnung nach einer vorher (!) vereinbarten Zahl von Punkten eingetauscht.

Materielle Belohnung meint Geld oder Geschenke, die sich Ihr Kind wünscht. In der Regel sollten dies kleinere Dinge sein, z. B. Sammelkarten oder ein Besuch im Schwimmbad. Für größere Belohnungen, z. B. einen Besuch im Kino, bietet es sich an, ein Punktesystem aufzubauen. Essen und Süßigkeiten sind als Belohnung natürlich tabu!

Soziale Belohnung meint jegliche Form von besonderer Aufmerksamkeit. Das reicht von einem kleinen beiläufigen Lob bis hin zu einem Spielabend oder zwei Stunden Zeit nur mit Ihrem Kind allein. Dies kann aber auch eine Erlaubnis sein, z. B. eine Stunde länger am Freitagabend aufzubleiben, um einen bestimmten Film sehen zu können.

Welche Art der Belohnung für Ihr Kind richtig ist, können Sie am besten selbst beurteilen. Denn jedes Kind und jeder Jugendliche ist anders. Zwar neigen gerade etwas ältere Jungen dazu, materielle Belohnungen vorzuziehen. Doch das gilt bei weitem nicht für alle. Wie schnell die Belohnung erfolgen muss, hängt wiederum sehr von Ihrem Kind ab. Manche Kinder können gut Punkte in einem Belohnungssystem „sparen" und darauf hinarbeiten. Andere Kinder verlieren schnell das Interesse, wenn sie nicht schnell eine Belohung erhalten. Wozu Ihr Kind zählt, müssen letztlich Sie entscheiden.

Einige Eltern lehnen Belohnungen ab. Ihnen widerstrebt die Vorstellung, Ihr Kind für so etwas „Selbstverständliches" wie ein „bisschen Disziplin" beim Essen auch noch zu belohnen. Einige glauben, dass Ihre Kinder dadurch materialistisch werden. Andere befürchten, dass Ihre Kinder nur solange mitmachen, wie sie dafür auch belohnt werden. Wiederum andere glauben nicht, dass Ihre Kinder sich ohne Androhung von Strafen anstrengen werden. Versuchen Sie das Ganze aus der Sicht Ihres Kindes zu sehen. Mit der Aussicht auf eine kleine Belohung und dem Wissen, dass die Mühen auch von den Eltern anerkannt werden, ist es einfacher. Es zeigt die Erfahrung, dass es *allen* Kindern einfacher fällt, ihr Verhalten zu ändern, wenn sie auf die eine oder andere Weise belohnt werden. Die wissenschaftlich festgestellten Erfolge von Belohnungsplänen sind unumstritten.

Mit einem Belohnungssystem haben Sie eine Vielzahl von Vorteilen:
- Es wird für Sie und Ihr Kind klar festgelegt, was genau trainiert wird (z. B. welche Essverhaltens- oder Ernährungsübung).
- Der Streit um das Thema Essen nimmt aufgrund klarer Regeln ab.
- Es wird neutral darüber gesprochen, was Sie und Ihr Kind sich wünschen.
- Es gibt klar vereinbarte, verbindliche Belohnungen.
- Sie als Eltern sind Ratgeber und Unterstützer statt wie bisher Kontrolleur.
- Der Erfolg wird nicht nur vom Kind gesehen.
- Die Aufmerksamkeit wird weg von Defiziten und Schwierigkeiten hin auf Erfolge gerichtet.
- Durch die Lenkung der Aufmerksamkeit auf das, was gut klappt, wird das Selbstbewusstsein der Kinder und Jugendlichen gestärkt.
- Bei einem Punktesystem wird die Willenskontrolle durch den Belohnungsaufschub (Belohnung gibt es erst nach einer gewissen Anzahl von Punkten) gestärkt.

> **Gut zu wissen:**
>
> Durch ein Belohnungssystem (d. h. Punkte für erwünschtes Verhalten, die bei einer vorher festgelegten Anzahl in eine Belohnung umgetauscht werden) kann das Verhalten sehr effektiv dauerhaft verändert werden.

Sie fragen sich vielleicht, ist der ganze Aufwand eines Belohnungssystems denn notwendig? Dass dies ein sehr effektives Verfahren zur Verhaltensänderung ist, erkennen Sie schon daran, dass auch die Wirtschaft dies entdeckt hat, um Ihr Kauf- und Konsumverhalten zu beeinflussen. Viele Tankstellenketten vergeben Punkte, die ab einer bestimmten Anzahl in Prämiengeschenke eingetauscht werden können. Auch viele Handelsketten arbeiten mit den Prämienkarten und Treuepunkten. Dies ist nichts anderes als ein Belohnungssystem, um Sie zum Einkauf bestimmter Produkte zu bewegen.

Die Nachteile eines Belohnungssystems sollen nicht verschwiegen werden:
* Vereinbarte Belohungen *müssen* auch eingehalten werden.
* 4 bis 6 Wochen „Einsatzdauer" oder mehr sollten es schon sein.
* Schimpfen ist in Bezug auf die Übung nicht mehr erlaubt. Das Nicht-Erhalten des Punktes ist gegebenenfalls die Konsequenz. Ansonsten würde Ihr Kind doppelt bestraft.
* Falls die vereinbarten Belohungen außerhalb des Verstärkerplans frei verfügbar sind, haben sie keinen Anreiz. Der Kinobesuch macht z. B. keinen Sinn als Belohnung, wenn Ihr Kind sowieso ständig ins Kino eingeladen wird. Die Belohnungen sollten also schon etwas sein, worauf sich Ihr Kind freut. Es muss sich für Ihr Kind „lohnen", sich anzustrengen.

> **Beispiel:**
>
> Die 9-jährige Natascha wollte unbedingt die Mutter eine Stunde ganz für sich alleine haben, weil sie sich gegenüber ihren jüngeren Geschwistern vernachlässigt fühlte. Die Mutter willigte ein unter der Bedingung, dass sie nicht immer ständig nach Süßigkeiten bettele. Sie vereinbarten hierzu ein Belohnungssystem: Für jeden Tag, an dem sie nicht nach Süßem bettelte, erhielt sie einen Punkt. Für 7 Punkte durfte sie eine Stunde allein mit der Mutter „eintauschen". Das Mädchen machte zunächst erstaunlich gut mit, danach jedoch nicht mehr. Auf die Frage, wie denn das Umsetzen der Belohnung geklappt habe, antwortete die Mutter: „Ja, wissen Sie, meine Mutter war krank, und dann hatte ich noch so viel um die Ohren, und meine anderen Kinder sind ja auch noch da."

Kein Wunder, dass das Mädchen frustriert war. Die Situation hatte sich sogar noch zugespitzt. Aus Sicht des Mädchens war bewiesen, dass es weniger wert war als die anderen Personen im Leben der Mutter. Dieses Beispiel zeigt, wie wichtig die Einhaltung eines „Versprechens" ist. Nichts anderes stellt ein Belohnungssystem nämlich dar.

Ein Belohnungsplan sollte etwa 4 bis 6 Wochen durchgeführt werden. Das heißt aber auch, dass er ein Ende haben muss. Man kann einen Plan plötzlich beenden. Von einem Tag auf den anderen gibt es keine Belohnung und keinen Plan mehr. Man kann einen Belohnungsplan auch „ausschleichen" wie ein Medikament. Das bedeutet, dass die Punktanzahl für eine Belohnung schrittweise angehoben wird, bis irgendwann kein Plan mehr nötig ist. Für Eltern und Kinder sollte deutlich sein, dass ein Verstärkerplan eine Starthilfe darstellt, nicht mehr, aber auch nicht weniger.

Praxistipp

Entwickeln Sie (und Ihr Partner) doch schon einmal einen Belohnungsplan, der gut zu Ihrem Kind passt und den Sie bei den später vorgestellten Essverhaltensübungen einsetzen können:
- *Belohnung auf soziale Art und Weise* (z. B. etwas gemeinsam unternehmen, umarmen, anlächeln, spazieren gehen, Fußball spielen, grillen etc.). Worüber würde sich mein Kind freuen?
- *Belohnung auf materielle Art und Weise* (z. B. Geschenkwünsche oder Geld). Worüber würde sich mein Kind freuen?
- *Mein Verstärkerplan* (Für jedes erwünschte Verhalten gibt es einen Punkt, der auf einem dafür angefertigten Plan eingetragen wird. Ab einer festgelegten Grenze erfolgt ein Umtausch der Punkte gegen die jeweilige Belohnung.) Wofür gibt es einen Punkt? Welche Belohnung wäre ab wie viel Punkten für mein Kind richtig?

Konsequenz als Geheimnis des Erfolgs

Was hat Konsequenz mit Abnehmen zu tun? Zunächst ein Beispiel:

Beispiel:

Die 5-jährige Lena schreit an der Kasse meist nach Süßigkeiten, die genau in ihrer Augenhöhe angebracht sind. Manchmal gelingt es ihrer Mutter, „Nein" zu sagen. Aber dann, wenn sie selbst gestresst ist, sagt sie manchmal auch „o. k.", um ihre Ruhe zu haben, obwohl sie es eigentlich nicht richtig findet. Die Mutter von Lena wundert sich, dass das Verhalten von Lena an der Kasse immer auffälliger wird. Lena schreit in letzter Zeit immer lauter immer dann, wenn sie ihren Willen nicht kriegt. Sie wirft sich auf den Boden, sodass der ganze Supermarkt zuschaut.

Was ist hier passiert? Lena hat gelernt, dass sie manchmal Süßigkeiten bekommt und vor allem dann, wenn Mama genervt ist. Da aus ihrer Sicht die Süßigkeiten das Ziel sind, wird sie ihr gesamtes Verhalten dahin ausrichten, Mama in einen genervten Zustand zu bringen. Das bedeutet, um ein ungewünschtes Verhalten zu verstärken, ist es am effektivsten, mal ja und mal nein zu sagen. Dies alles würde nicht geschehen, wenn Lena erleben würde, dass, egal was sie macht, sie die Süßigkeiten nicht bekommt. Hat sie dies regelmäßig erfahren, werden die Trotzattacken an der Süßigkeitenkasse enden. Daher ist es ganz wichtig, konsequent zu sein. Nur so kann Ihr Kind lernen, dass klägliches Flehen oder provokatives Einfordern seinen Zweck verfehlt.

Gut zu wissen:

Die konsequente Durchsetzung der angekündigten Vorgehensweise ist eine wichtige Voraussetzung, um Verhalten zu verändern!

Um konsequent zu sein, benötigen Sie starke Nerven, viel Geduld und ruhige Gelassenheit und vor allem eine klare Zielvorstellung von dem, was Sie Ihrem Kind vermitteln wollen. Wie aber können Sie konsequenter werden?

Praxistipp

Konsequenz kann man trainieren. Spielen Sie mit Ihrem Partner doch einmal die Situation an der Supermarktkasse durch. Die eine Person ist die Mutter, die andere Person das Kind. Die Mutter hat es eilig und will zur Kasse, das „Kind" möchte aber noch vorher eine Süßigkeit mitnehmen und quengelt, nörgelt, wirft sich auf den Boden usw. Die Mutter versucht das „Kind" vom Süßigkeitenstand weg zu bewegen (eventuell bis hin zum Wegzerren). Wichtig ist, dass Sie mit Ihrem Partner anschließend einmal die Rollen tauschen und sich gegenseitig austauschen, wie Sie sich gefühlt haben und was Ihre Anweisungen jeweils bewirkt haben.

Und übrigens: Bezüglich Konsequenz und Durchsetzungsfähigkeit haben Sie Vorbildfunktion für Ihre Kinder. Wenn Sie mangelnde Konsequenz und Durchsetzungsfähigkeit zeigen, hat ihr Kind auch mehr Schwierigkeiten, bei sich selbst und eigenen Zielen konsequent und willensstark zu sein.

Wieso nicht mehr bestrafen?

Bestrafen kann manchmal das Gegenteil auslösen von dem, was man erreichen will. Dies soll das folgende Beispiel verdeutlichen:

Beispiel:

David hat ein Übergewichtsproblem. Ihm und seinen Eltern ist dies durchaus bewusst, und sie wollen daran etwas ändern. Als aber David an einem Abend die Süßigkeitenvorräte des Vaters „aufputzt", platzt diesem, der sich bisher immer zurückgehalten hatte, der Kragen, und er verbietet David, 2 Wochen lang seine Freunde zu besuchen. Aus Langeweile und vor allem Frust, dass er bestraft wurde, verzehrt David im Stubenarrest auch noch die restlichen Süßigkeitenvorräte, die er im Haushalt findet.

Was ist hier passiert? Die Bestrafung hat dazu geführt, dass David sich schlecht fühlt und aus Frust dann noch mehr isst.

Praxistipp

Ein strenges Erziehungsverhalten mit vielen Bestrafungen (z. B. Fernsehverbot, Ausgehverbot) fördert eine Atmosphäre von *Misstrauen*. Die Aufmerksamkeit bezüglich des (Ess-)Verhaltens wird auf das gerichtet, was das Kind *nicht* kann. Diese Defizit- und Problemorientierung kann psychische Störungen zur Folge haben, indem das Selbstvertrauen der Kinder gesenkt wird. Wenig selbstbewussten Kindern fällt es schwerer, Versuchungssituationen standzuhalten.

Gut zu wissen:

Bestrafungen betonen, was Ihr Kind *nicht* kann, und verringern damit das Selbstbewusstsein Ihres Kindes!

Zwar ist es manchmal durchaus sinnvoll, Elemente der Bestrafung einzusetzen (z. B. bei aufsässigem Verhalten wie Verweigerung der Hausaufgaben).
Diese sollten jedoch *immer* mit einem Anreiz verbunden werden (z. B. gemeinsam ins Kino gehen, falls das Kind zwei Wochen lang ohne Aufforderung die Hausaufgaben erledigt hat). Es ist enorm wichtig, Bestrafungen vorher für das Kind verlässlich anzukündigen. Nicht angekündigte Bestrafungen
haben aus Sicht des Kindes reinen Willkürcharakter und nehmen dem Kind
die Chance, sein Verhalten zu überdenken und gegebenenfalls zu verändern.

Gut zu wissen:

Bestrafungen ohne vorherige Ankündigung können zu keiner Verhaltensänderung führen, denn sie stellen aus Sicht des Kindes reine Willkür dar!

Auf der anderen Seite verlieren ständige Ankündigungen, deren Umsetzung
jedoch nicht erfolgt, schnell an Glaubwürdigkeit. Wenn Sie mit etwas „dro-
hen", müssen Sie es auch ausführen, wenn Ihr Kind die Regeln nicht beach-
tet. Und da wären wir wieder bei dem Thema Konsequenz.

Die Kunst des Lobens

Mit Loben können Sie das Selbstbewusstsein Ihres Kindes steigern. Denn
selbstbewusste Kinder haben weniger Probleme. Sie gehen auch schon mal auf
andere Kinder zu und gewinnen so mehr Freunde. Sie können sich sicherlich
vorstellen, dass solche Kinder weniger Frust und Langeweile haben und zudem
seltener traurig sind. Damit sind sie nicht so anfällig für Frust-Ess-Attacken.

Gut zu wissen:

Loben ist wichtig für das Selbstbewusstsein Ihres Kindes. Selbstbewussten
Kindern gelingt es leichter, ihr Essverhalten zu kontrollieren.

Loben ist aber gar nicht so einfach. Denn vieles halten wir für selbstverständlich und legen unser Augenmerk mehr auf das, was das Kind nicht kann. Ihr
Kind kann aber gar nicht genug gelobt werden.

Praxistipp

Loben Sie Ihr Kind eine Woche lang ganz bewusst, auch für Verhaltensweisen, die Sie eigentlich für selbstverständlich halten. Heben Sie jeden
Tag *eine* konkrete positive Verhaltensweise beim Essen (z. B. langsam

essen) hervor und *eine* Verhaltensweise, die nichts mit dem Essen zu tun hat (z. B. Hausaufgaben ohne Aufforderung erledigt). Ziehen Sie am Ende der Woche Bilanz. Wie haben Sie sich gefühlt? Wie hat ihr Kind sich gefühlt? Gab es eine Reaktion von Ihrem Kind?

Der Vertrag

Sie fragen sich jetzt vielleicht, wozu brauchen Sie einen Vertrag mit Ihrem Kind? Ein schriftlich festgehaltener Vertrag hat sich häufig hat als sehr hilfreich für Verhaltensänderungen erwiesen. Ihr Kind fühlt sich ernst genommen, und es versteht, dass Sie nun gemeinsam etwas erreichen wollen. Ein weiterer, wichtiger Vorteil dieses Vertrags ist, dass Ihr Kind nun *Ihnen* den Auftrag gibt, es zu unterstützen und es nicht, wie bisher, mehr oder weniger zwingen, sich zurückzuhalten. Sie können bei Widerstand Ihres Kindes immer auf den Vertrag verweisen. Unter der Essverhaltensübung 1 („Der Vertrag", siehe Seite 80) ist ein Beispiel beschrieben, wie ein solcher Vertrag aussehen könnte. Voraussetzung ist, dass Ihr Kind über ein Mindestmaß an Motivation verfügt. Außerdem müssen Sie sich gemeinsam auf eine kleine Belohnung für die Mühen einigen. Die Punkte, die Ihr Kind sammelt, werden übrigens beim „Eintauschen" direkt weggestrichen. Es muss also für jede Belohnung immer wieder neue Punkte sammeln. Auch die in den nächsten Kapiteln beschriebenen Essverhaltensübungen können gut in einen solchen Vertrag eingebunden werden.

Praxistipp

Bei der Formulierung der Regeln im Vertrag sollten Sie beachten, dass unser Gehirn nur positiv formulierte Botschaften direkt verstehen kann. Negativ formulierte Aufforderungen müssen erst umgedeutet werden. (z. B.: „Versuchen Sie einmal, jetzt ganz intensiv *nicht* an die Farbe Rot zu denken!"). Ferner verweisen Sie mit einer negativen Aufforderung auf etwas, das bisher nicht klappt, also auf negative Situationen! Die Regeln sollten deshalb im Sinne von Botschaften und Empfehlungen mit einer positiven Aussage formuliert werden (also statt: „Man darf nicht …", Formulierungen nach dem Motto: „Bei uns gilt …").

Essverhaltensübung 1: „Der Vertrag"

Kind:

Ich erkläre mich hiermit bereit, für 7 Tage mindestens einmal pro Tag die Übung/Regel _____ (hier Name der Übung oder Regel eintragen) auszuprobieren.

Jedes Mal, wenn mir die Übung/Regel gelingt, erhalte ich einen Punkt (bitte ankreuzen).

Für ☐ 10 Punkte erhalte ich: _____

Für ☐ 15 Punkte erhalte ich: _____

Für ☐ 20 Punkte erhalte ich: _____

Für ☐ 25 Punkte erhalte ich: _____

Eltern:

Wir als Eltern versprechen hiermit, dass wir _____
(Name des Kindes) auf folgende Weise unterstützen (ankreuzen):

☐ vor jeder Mahlzeit freundlich an die Übung erinnern.

☐ erinnern, bis Kind „Stopp" sagt.

☐ nur in schwierigen Situationen an Übung erinnern.

☐ andere Übung: _____

Dafür verzichten wir darauf zu schimpfen, falls diese Übung einmal nicht klappen sollte.

Ort, Datum: _____

_____ _____
Unterschrift der Eltern Unterschrift Kind/Jugendlicher

3.3 Wie kann Essverhalten verändert werden?

Nachdem wir vieles über unser Verhalten und darüber, wie wir es verändern können, erfahren haben, wollen wir uns nun auf das Essverhalten konzentrieren. Essverhalten bezieht sich darauf, *wie, wo, wann* und *warum* man isst. Dies beeinflusst sehr, was und wie viel wir essen. Damit hat das Essverhalten einen sehr großen Einfluss auf unser Gewicht. Betrachten wir zunächst, *wie* wir essen, ob schnell oder langsam, wenig oder viel.

Esstempo

Unser Esstempo bestimmt, wie viel wir essen. Zunächst ein Beispiel:

Beispiel:

Klara ist eine bekennende Schnellesserin (sie hat es in allem immer eilig), während ihre Zwillingsschwester Petra immer sehr langsam isst und sorgfältig kaut. Die Eltern wundern sich häufig, wie viel mehr Klara in kurzer Zeit essen kann als Petra, die schon nach viel geringeren Mengen satt ist.

Wie kann man dies erklären? Unser Sättigungsgefühl stellt sich erst nach 15 bis 20 Minuten ein. Vor diesem Zeitpunkt kann man nicht satt sein, egal wie viel man gegessen hat. Das hat zur Folge, dass die Menschen, die schnell essen, nicht merken können, ob sie bereits genug gegessen haben, um ihren Energiebedarf zu decken. Dies erklärt auch, dass man in der Regel mehr isst, wenn man *schnell isst,* zu *wenig kaut* oder beim Essen *keine Pausen* einhält.

Gut zu wissen:

Langsam essen führt dazu, dass wir mit deutlich geringeren Essensmengen satt sind!

Wie können Sie nun erreichen, dass Ihr Kind langsamer isst? Um mit Ihrem Kind zu vereinbaren, versuchsweise langsam zu essen, eignet sich für jüngere Kinder zur Einleitung die Essverhaltensübung 2 (siehe Seite 82).

Praxistipp

Wenn die Kinder älter werden, machen sie in der Regel nicht mehr so bereitwillig mit. Grenzen austesten ist angesagt. Je nachdem, wer von den Eltern die bessere Beziehung zu Ihrem Kind hat, könnte auf folgende Weise versuchen, die Bereitschaft des Kindes zum Mitmachen zu erhöhen: „Wir essen ja fast alle zu schnell, und du weißt ja, dass wir dadurch zu viel essen. Es ist schwer, daran etwas zu ändern, deswegen würde ich mit dir gerne eine Wette eingehen. Wetten, dass du es nicht schaffst, 20 Minuten so langsam wie eine Schnecke zu essen? Der Sieger darf eine halbe Stunde am Freitag länger aufbleiben (als Beispiel!). Du kannst entscheiden, ob jemand von uns Eltern mitmachen soll, um es dir dadurch leichter zu machen, oder ob du das lieber alleine machen möchtest. Dann würden wir alle ganz normal essen, und nur du isst wie eine Schnecke."

Beim gemeinsamen Versuch des Langsamessens servieren Sie die Portionen ein wenig kleiner als sonst. Stellen Sie eine Uhr auf. Nachschlag gibt es erst nach 20 Minuten. Loben Sie Ihr Kind und sagen Sie ihm, woran Sie bemerkt haben, dass Ihr Kind langsam wie eine Schnecke gegessen hat. Nach 20 Minuten fragen Sie Ihr Kind, wie viel Hunger es noch hat. Wenn Ihr Kind noch Nachschlag möchte, geben Sie erst einmal einen kleinen Nachschlag und versuchen Sie gemeinsam noch einmal langsam wie eine Schnecke zu essen. Am Ende der Übung werden Sie und Ihr Kind vielleicht erstaunt sein, wie viel weniger als sonst sie gegessen haben und dass Sie trotzdem angenehm gesättigt sind. Nach der Übung reden Sie mit Ihrem Kind darüber, was Ihnen positiv aufgefallen ist, und zeigen Sie sich erstaunt darüber, wie gut ihm das gelungen ist. Sprechen Sie mit ihrem Kind über diesen Unterschied und wie viel angenehmer es sich anfühlt, nicht pappsatt, sondern angenehm gesättigt zu sein. Fragen Sie dann, ob es diese Übung ab nun häufiger ausprobieren möchte, um somit die Essensmenge etwas zu reduzieren. Man könnte z. B. vereinbaren, bei einer Mahlzeit pro Tag ganz bewusst langsam zu essen (vielleicht mit Vertrag und Belohnungssystem, wenn 20 Minuten Dauer erreicht wurden?).

Essverhaltensübung 2: „Fantasiereise"

Erzählen Sie Ihrem Kind zunächst folgende Geschichte:

Fantasiereise

Stell dir einmal vor, du machst eine Reise durch deinen eigenen Körper. Mit jedem Körperteil und jedem Organ kannst du dich dabei unterhalten. Kurz vorher hat es Mittagessen gegeben und du hast ganz schnell eine doppelte Portion Nudeln mit Ketchup gegessen. Zum Nachtisch gab es

Schokoladenpudding. Deine Reise beginnt im Mund. Du machst es dir auf einem Backenzahn bequem und fragst ihn, wie es ihm geht. „Ach, nicht so gut!", sagt der Zahn. „Gerade eben gab es Essen. Aber ich hatte fast nie Zeit, das Essen klein zu machen. Wenn es so schnell heruntergeschluckt wird, da kann ich meine Arbeit gar nicht richtig machen. Ich muss das Essen nämlich ganz oft kauen, damit es richtig klein gemacht wird." „Ja", mischt sich die Zunge ein, „und ich habe gar keine Zeit, das Essen richtig zu schmecken. Wenn es so schnell über mich hinwegrutscht und schnell hinuntergeschluckt wird, bleibt keine Zeit, den leckeren Geschmack festzustellen und zu genießen." Du bist ganz verwundert. „Was soll ich denn beim Essen anders machen, damit es euch gut geht?", fragst du die beiden. „Langsam und mit Ruhe essen", rufen die Zunge und die Zähne im Chor. „Das ist toll für uns." Nachdenklich wanderst du weiter durch deinen Körper und kommst zu deinem Magen. Der ist gerade dabei, das Mittagessen zu verarbeiten. Stöhnend und ächzend wälzt er die Essensmassen hin und her und flucht dabei leise. „Viel zu viel", brummelt er leise. „So viel wollte ich gar nicht. Aber meine Nachricht ist erst oben angekommen, als es schon zu spät war." „Wovon sprichst du", fragst du den mürrischen Magen. „Ach, weißt du", sagt der Magen, „hier passt nur eine bestimmte Menge an Essen hinein. Die kann ich dann gut verarbeiten. Darum schicke ich eine Nachricht an dich, wann es reicht. Aber der Nachrichtendienst braucht ziemlich lange, nämlich zwanzig Minuten. Wenn du schnell und viel isst, bin ich viel zu voll, bevor die Nachricht ankommt." „Ist das denn schlimm?", fragst du den Magen. „Ich kann das Essen dann nicht so gut verarbeiten und zermanschen", antwortet der Magen. „Und wenn hier so viel drin ist, ist das für mich sehr, sehr anstrengend." „Was soll ich denn beim Essen anders machen, damit es dir gut geht?", fragst du den Magen. „Oh", sagt der Magen, „es ist klasse, wenn du langsam isst. Wenn du dann aufhören sollst zu essen, kann dich meine Nachricht auch rechtzeitig erreichen." Abends beim Abendbrot erinnerst du dich an alles, was du gehört hast. Du kaust langsam und gründlich und trinkst Wasser dazu. Wenn du dich gut gesättigt fühlst, hörst du auf zu essen. „Na", denkst du, „da wird sich mein Körper aber freuen. Das habe ich doch gut gemacht." Nach dem Essen legst du dich kurz hin und achtest auf deinen Körper. Wie er sich jetzt wohl anfühlt? Dein Herz schlägt ganz ruhig und gleichmäßig.

Nun vereinbaren Sie, beim nächsten Essen zusammen langsam wie eine Schnecke zu essen und sich 20 Minuten Zeit zu lassen.

Essensmenge

Selbstverständlich habent auch die Größe der Portion und die Häufigkeit des Nachschlags einen Einfluss auf unser Gewicht. Wir essen in der Regel, bis wir satt sind. Woran merken wir aber, dass wir satt sind? Sind Sie sich sicher, Sättigung und Völlegefühl unterscheiden zu können? Wir verwechseln „satt" meist mit: „oh, da passt noch gut was rein!". Sättigung ist der Zustand, wenn Sie sich nach einer Mahlzeit *fit* fühlen, während Sie bei Völlegefühl am liebsten auf der Couch liegen möchten. Dann haben Sie jedoch viel zu viel verzehrt. „Satt" sein bedeutet dann meist voll sein! Überlegen Sie doch gemeinsam mit Ihrem Kind, woran Sie erkennen, wann sie satt sind und wann Sie „pappsatt" sind, also zu viel gegessen haben. Ein paar Hinweise haben wir Ihnen aufgeschrieben:

Sättigung:
* im Körper: kein Hunger mehr, Wohlgefühl …
* im Verhalten: Beschäftigung mit anderem als Essen möglich …
* gedanklich: andere Gedanken als Essen …
* Gefühle: zufrieden, ausgeglichen …

Pappsatt:
* Übelkeit
* Bauchschmerzen
* Völlegefühl

Praxistipp

Wenn Ihr Kind „satt" und das Völlegefühl „pappsatt" sicher trennen kann, vereinbaren Sie mit Ihrem Kind zu versuchen, immer nur bis zur Sättigung und nicht bis zu „pappsatt" zu essen. Dabei bestimmt Ihr Kind, ob es satt oder pappsatt ist. Immer wenn es bei „satt" die Mahlzeit beendet, darf es einen Strich auf einer Liste machen. Ab einer vereinbarten Anzahl von Strichen (z. B. 7) ist eine vorher vereinbarte kleine Belohnung fällig. Am Ende einer Woche melden Sie Ihrem Kind bitte auch zurück, was Sie an Veränderungen beobachtet haben. Sicherlich freut es sich, von Ihnen zusätzliche positive Rückmeldungen zu erhalten. Diese Übung sollte möglichst mehrere Wochen durchgeführt werden.

Gerade wenn man an große Essmengen gewöhnt ist, kommt das Sättigungsgefühl später, da der Magen im wahrsten Sinne des Wortes „ausgeleiert" ist. Werden die Essenmengen reduziert, verkleinert sich der Magen jedoch wieder, und das Sättigungsgefühl kommt eher und hilft beim Abnehmen. Wie können Sie jedoch die Essensmengen reduzieren? Hier gibt es im Prinzip zwei Möglichkeiten für Essverhaltensregeln:

- Sie kochen gegen den Protest Ihres Kindes und möglicherweise auch gegen den Protest Ihrer Familie so, dass es keinen Nachschlag gibt. Die Portionen sind festgelegt. Keiner kann und darf Nachschlag nehmen. Beim Frühstück und Abendbrot sind die Brotscheiben vorher für jeden festgelegt. Es darf ausgesucht werden, welcher Aufschnitt verwendet wird. Die Brote werden aber vor dem Essen geschmiert. Der Aufschnitt bzw. die Töpfe beim Mittagessen befinden sich nicht auf dem Esstisch. Hat noch jemand Hunger, so darf er nur Obst/Salat oder Gemüse nachnehmen. Zu einer solchen Maßnahme sollte die ganze Familie zustimmen. Ob ein solches Vorgehen Erfolg versprechend ist, hängt stark von Ihrem Kind ab. Benötigt Ihr Kind eher klare Regeln und Grenzen? Hält es sich bei entsprechender Unterstützung der Eltern dann aber (evtl. unter etwas Protest) daran? Dann könnte dieses Vorgehen für Ihr Kind genau das richtige sein!

- Bei der zweiten Möglichkeit haben die Kinder mehr Mitspracherecht. Benötigt ihr Kind dieses Mitspracherecht? Dann ist die folgende Übung möglicherweise hilfreicher: Ihr Kind nimmt sich nur eine Portion und versucht mit dieser auszukommen und auf einen Nachschlag zu verzichten. Gerade bei dieser Übung ist es wichtig, dass Sie sich an die Vertragsvereinbarungen halten: *Nicht schimpfen,* wenn das Kind sich doch einmal einen Nachschlag nimmt! Falls es Ihrem Kind sichtlich schwerfällt, sich zurückzuhalten und es ihm dennoch gelingt: Loben! Diese Übung gehört erfahrungsgemäß zu den schwierigen Übungen. Als Unterstützung kann die Essverhaltensübung 3 („Wie viel habe ich gegessen?", siehe diese Seite) benutzt werden, da durch die Selbstprotokollierung das Verhalten jedes Mal überdacht wird. Ein vertraglich vereinbartes Belohnungssystem hilft auch hier sehr weiter.

Essverhaltensübung 3: „Wie viel habe ich gegessen?"

Wie groß war die Portion, die ich gegessen habe? Bitte den entsprechenden Teller ankreuzen.

	kleine Portion	mittlere Portion	große Portion
Tag 1	🍽	🍽	🍽
Tag 2	🍽	🍽	🍽
Tag 3	🍽	🍽	🍽
Tag 4	🍽	🍽	🍽
Tag 5	🍽	🍽	🍽
Tag 6	🍽	🍽	🍽
Tag 7	🍽	🍽	🍽

Ort des Essens

Warum hat der Ort, an dem wir essen, etwas damit zu tun, wie viel wir essen?
Wieder ein Beispiel:

Beispiel:

Ina kommt von einem stressigen Tag in der Schule mittags heim. Ihre Eltern sind berufstätig. Da sie alleine essen langweilig findet, isst sie beim Fernsehen das vorgekochte Essen. Anschließend ist sie „pappsatt" und erstaunt, wie viel sie gegessen hat, denn sie hat fast das gesamte Essen vertilgt, welches auch noch für die Eltern gedacht war.

Warum hat Ina so viel gegessen? Wenn wir abgelenkt sind (z. B. durch Fernsehen), bemerken wir nicht, wie viel wir essen. Außerdem essen wir bei Ablenkung schneller. Wir können daher unser Sättigungsgefühl nicht oder nur zu spät bemerken, dann, wenn wir „pappsatt" sind. Wer beim Fernsehen, Computer-Spielen, bei den Hausaufgaben oder beim Spielen isst, wird daher in der Regel größere Mengen zu sich nehmen.

Gut zu wissen:

Der ideale Ort zum Essen ist der Esstisch und nicht vor dem Fernseher, Computer oder am Schreibtisch!

Viele Eltern berichten, dass sie gerne vor dem Fernsehen Süßigkeiten, Snacks und Knabbereien verzehren, weil diese zur Gemütlichkeit und zu einem Fernsehabend nun einmal dazugehören. Dann wird kein Kind begeistert sein, wenn es beim Fernsehen oder Computer-Spielen plötzlich auf das Essen verzichten soll, während die Eltern weiter vor dem Fernsehen essen.

Praxistipp

Beispiele für Essensregeln, an die sich *alle* halten sollen, können sein:
- Alle Haupt- und Zwischenmahlzeiten werden nur am Esstisch im Esszimmer oder in der Küche verzehrt.
- Falls ein Fernsehabend ohne Essen nicht vorstellbar ist, hilft folgende Regel: Jeder bekommt ein kleines Schälchen, dessen Inhalt aus z. B. Gummibärchen oder Salzstangen besteht. Mehr als das gibt es an dem (Fernseh-)Abend nicht.

Wenn man nur am Esstisch isst und sich an diese Essverhaltensregeln hält, hat man noch einen wichtigen Vorteil: Beiläufiges Essen außerhalb der Haupt- und Zwischenmahlzeiten (das sogenannte „snacking") wird erschwert. Dieses wird von uns häufig gar nicht mehr als Nahrungsaufnahme wahrgenommen. Die Snacks und Süßigkeiten enthalten jedoch häufig so viele Kalorien wie eine komplette Mittagsmahlzeit.

Beispiel:

Zwei beiläufig verzehrte Snickers-Riegel (je 60 g) enthalten 600 kcal. Dies entspricht der Kalorienzahl einer Mittagsmahlzeit für 13-jährige Kinder.

Unregelmäßiges Essen

Nicht nur wie und wo wir essen ist wichtig, sondern auch, *wann* wir essen. Dabei kommt es vor allem darauf an, regelmäßig zu essen, wie es die 5 Mahlzeiten am Tag in OptimiX vorsehen (vgl. Seite 47). Aber warum führt unregelmäßiges Essen zu Übergewicht? Zunächst ein Beispiel:

Beispiel:

Bei Jaquelines Familie muss morgens alles sehr schnell gehen, da die Eltern berufstätig sind. Jaqueline schläft gerne und steht daher erst in letzter Minute auf. Durch die Hektik kommt erst gar kein Hungergefühl auf, sodass sie nicht frühstückt (ein stehengelassenes Müsli = 370 kcal). In der großen Pause überkommt sie dann ein solches Hungergefühl, dass sie sich am Kiosk zwei Riegel Mars holt (= 530 kcal).

Wenn wir Mahlzeiten, z. B. aufgrund eines Zeitmangels, auslassen, so entwickelt sich in den nächsten Stunden ein so starkes Hungergefühl, dass wir dann häufig unbewusst große Mengen von Nahrungsmittel verzehren, die zudem meist sehr kalorienreich sind. Gerade das Frühstück wird von Kindern gerne ausgelassen aufgrund der Zeitnot am Morgen.

Gut zu wissen:

Wenn wir regelmäßig essen, kommen wir mit weniger Lebensmitteln aus, als wenn wir einzelne Mahlzeiten auslassen. Aufgrund der entstehenden Heißhungerattacken nach ausgelassenen Mahlzeiten werden viel mehr Kalorien aufgenommen als bei regelmäßigen Mahlzeiten.

PROBLEM: Ihr Kind frühstückt morgens nicht gern?

Dafür kann es verschiedene Gründe und Lösungsmöglichkeiten geben:
- *Hat Ihr Kind morgens zu wenig Zeit?* Geben Sie ihm mehr Vorlaufzeit. Stehen Sie zusammen vielleicht früher auf. Somit bleibt mehr Zeit, ein Frühstück einzunehmen.
- *Muss Ihr Kind alleine frühstücken?* Dann hat es vielleicht einfach Langeweile bei dieser Mahlzeit. Vielleicht lässt es sich in der Familie einrichten, dass Sie oder Ihr Partner gemeinsam mit dem Kind frühstücken und somit der Tag gemütlich beginnen kann.
- *Hat Ihr Kind trotz genügender Zeit und gemeinsamen Essens morgens noch keinen Appetit?* Dann bieten Sie ihm zumindest 1 Glas Milch oder 1 Becher Joghurt an. Das Pausenbrot für die Schule sollte dann entsprechend größer ausfallen. Man kann auch vom Frühstücks-Zweimaleins sprechen: Denn das Frühstück zu Hause und das Pausenbrot ergänzen sich. Wer morgens gut frühstückt, kommt mit einer kleineren Pausenmahlzeit aus und umgekehrt.

3.4 Was ist Hunger, was ist Appetit?

Die nächste, sehr wichtige Frage ist, *warum* wir essen, ob aus Hunger oder aus Appetit. Bei Hunger brauchen wir Nährstoffe. Bei Appetit schmeckt oder riecht es z. B. so gut, dass wir gerne essen möchten, obwohl der Körper eigentlich zur Zeit keine Nahrungszufuhr benötigt. Man könnte denken, der eigentliche Grund zu essen sei der Hunger. Wir essen jedoch häufig, weil es so gut schmeckt, weil es gerade angeboten wurde oder aus Stress, Frust und Langeweile. Denn Essen löst positive Gefühle aus. Dann haben wir das Gefühl, Appetit zu haben, benötigen aber eigentlich keine Nährstoffe. Deswegen ist es ganz wichtig, zwischen Hunger und Appetit unterscheiden zu können. Aber wie kann man Hunger und Appetit unterscheiden? Dies fällt selbst vielen Erwachsenen schwer, und damit erst recht Kindern und Jugendlichen. Wenn man lernt, nur dann zu essen, wenn man Hunger hat, dann nimmt man automatisch ab. Warum? Weil wir dann nur so viel essen, wie der Körper braucht.

Praxistipp

Bevor wir einige Tipps verraten, wie man Hunger von Appetit unterscheiden kann, lassen Sie sich von Ihrem Kind möglichst konkrete Beispiele für Hunger und Appetit nennen. (Fragen Sie: „Beschreibe mir bitte genauer, woran du merkst, dass du Hunger und nicht Appetit hast." „Hmm, ich habe dann so ein komisches Gefühl im Magen." „Prima, ist das ein angenehmes oder unangenehmes Gefühl?" „Nee, ist ein doofes Gefühl." „Ach so, wie merkst du das denn, dass das ein doofes Gefühl ist? Was ist dann anders?" Und so weiter.) Machen Sie das sowohl bei Hunger als auch bei Appetit und schreiben Sie diese Antworten auf. Besprechen Sie anschließend mit Ihrem Kind die Zeichen, die es für Hunger und Appetit genannt hat. Nun überlegen Sie sich gemeinsam, in welchen Situationen Hunger und in welchen Situationen Appetit auftritt. Idealerweise sollte Ihr Kind erkennen, dass alle Verlockungssituationen *nur* Appetit produzieren und keinen Hunger.

Wir haben für Sie und Ihr Kind ein paar Hinweise aufgeschrieben, woran Sie Hunger und Appetit erkennen können:

Hungersignale:
- im Körper: Magenknurren, Bauchschmerzen, schlapp, „Loch im Bauch"
- im Verhalten: Unkonzentriert, Suche nach Essen …
- gedanklich: Alle Gedanken kreisen ums Essen …
- Gefühle: Schlechte Laune, mürrisch, genervt …

Meist sind *alle* diese Signale *unabhängig* vom Lebensmittelangebot vorhanden und treten erst mit *Abstand* zur letzten Mahlzeit auf.

Appetit:
- *beschränkt auf bestimmte Lebensmittel* (z. B. „die Schokolade würde ich gern essen, nicht aber den Apfel")
- keine oder wenige Hungersignale
- Gefühle wie Langeweile oder Frust

Gut zu wissen:

Ganz wichtig ist bei der Unterscheidung von Hunger und Appetit, dass bei *Hunger jedes Lebensmittel* verzehrt werden könnte und bei *Appetit nur bestimmte*. So können Sie immer entscheiden, ob Ihr Kind Hunger oder Appetit hat. Isst es den angebotenen Apfel, so hat Ihr Kind Hunger. Verweigert Ihr Kind den Apfel, möchte aber eine Süßigkeit, so hat ihr Kind Appetit.

3.5 Wie kann man „Nein" sagen lernen?

Nun haben wir gelernt, zwischen Hunger und Appetit zu unterscheiden. Trotzdem werden Sie feststellen, dass wir meist aus Appetit und selten aus Hunger essen. Denn wir leben in einer Welt der täglichen Versuchungen. Überall sind Lebensmittel und Süßigkeiten verfügbar. Manche Verwandte neigen sogar dazu, Kindern Nahrungsmittel förmlich aufzudrängen. Sie sind dann auch noch beleidigt oder enttäuscht, wenn sie das Stück Kuchen nicht möchten. Wenn man dem entgegnen will, braucht man einen starken Willen, um „Nein" zu sagen. Aber auch in anderen Versuchungssituationen ist es z. T. schwer, sich zu beherrschen. Insbesondere Kinder und Jugendliche verfügen in der Regel jedoch noch nicht über eine ausgeprägte Willensstärke. Doch wie kann man seinen Willen stärken?

Den Willen kann man wie einen Muskel trainieren. Ein Muskel, welcher z. B. im Fitness-Studio ständig trainiert wird, wächst und wird stark. Wenn der Wille mit vielen kleinen Willensübungen trainiert wird, bekommt man eine stärkere Willenskraft. Kinder, die in einem Willenstraining schwierige Situation bewusst trainiert haben, berichten, dass sie bei alltäglichen Verlockungssituationen deutlich einfacher widerstehen können. Wie kann nun Ihr Kind seinen Willen trainieren? Es gibt mehrere Möglichkeiten, um den äußeren Verlockungssituationen zu begegnen, wie z. B. „Trockenübungen" oder „freier Zugang in gewissen Grenzen". Darüber hinaus können Erinnerungshilfen dazu beitragen, innere Impulse zu kontrollieren.

Trockenübungen

In den sogenannten „Trockenübungen" spielt man durch, wie man bestimmt, aber freundlich „Nein" sagen lernen kann, ohne den anderen zu verletzen und ohne viele Nachfragen zuzulassen. Probieren Sie vielleicht die Essverhaltensübung 4 (Sag „Nein" zu „Nimm doch was!") zuerst einmal mit Ihrem Partner aus, bevor Sie sich mit Ihrem Kind an diese Übung wagen.

Essverhaltensübung 4: Sag „Nein" zu „Nimm doch was!"

Der eine Mitspieler spielt die Rolle des Verführers. Er soll durch viele Sprüche oder Verlockungen den anderen bewegen, etwas Leckeres zu essen. Der andere Mitspieler möchte jedoch eigentlich nichts essen und soll versuchen, dies klar darzustellen. Mögliche Aufforderungen könnten sein:
• Nun nimm doch was, ein Stück Kuchen hat noch keinem geschadet!
• Warum isst du meine Torte nicht, schmeckt es dir nicht bei mir?

- Hast du mich nicht mehr lieb, weil du gar nichts von mir essen möchtest?
- Du wirst doch wohl noch ein Stück Schokolade essen dürfen, das hat noch keinem Kind geschadet!
- Du immer mit deiner gesunden Ernährung. Das verdirbt dir doch die ganze Lebensfreude!

Ihrer Fantasie sind für weitere Fragen und Behauptungen keine Grenzen gesetzt! Achten Sie auf Ihre Gefühle, Ihre Körperhaltungen, Gestik, Lautstärke der Stimme und den Effekt, den dies alles erzielt. Was hat am besten gewirkt, um weitere Nachfragen zu verhindern? Auch derjenige, der versucht zu verführen, soll beschreiben, wie er sich fühlt und was am besten gewirkt hat. Tauschen Sie anschließend die Rollen!

Freier Zugang in gewissen Grenzen

Bei solchen Übungen können die Kinder selbstständig entscheiden, wann sie die z. B. 15 möglichen Leckereien pro Woche verzehren, also jeden Tag ein wenig, alles auf einmal oder vielleicht einen Tag keine Süßigkeit. Den Zeitpunkt des Verzehrs bestimmen die Kinder selbst! Sie werden keinen Kommentar mehr über den Süßigkeitenverzehr abgeben, andererseits ist Betteln bei Ihnen nicht erlaubt und erfolglos. Dies kann zur Entspannung zwischen Ihnen und ihrem Kind betragen, da ihr Kind jetzt nicht mehr auf Ihr „Wohlwollen" angewiesen ist und seine Abhängigkeit nicht mehr ständig spüren muss.

Es gibt zwei Arten von Übungen, dies umzusetzen. Bei der Essverhaltensübung 5 („Der Süßigkeitenteller", siehe Seite 92) müssen die Kinder direkt den Süßigkeiten widerstehen. In der anderen, abgeschwächten Essverhaltensübung 6 („Das Token-System", siehe Seite 92) wird ein sogenanntes Token-System vorgeschaltet, damit die Versuchung nicht zu groß wird. Vorteil dieser beiden Übungen ist, dass die Kinder spielend ihre Willensstärke trainieren. Nachteil insbesondere der Übung 5 ist, dass eher impulsive Kinder leicht frustriert werden können. Sie essen den Teller in der Regel an den ersten beiden Tagen leer. Für solche Kinder ist diese Übung eher nicht geeignet und es sollte besser Übung 6 verwendet werden. Der Vorteil der Übung 6 ist, dass Ihr Kind es sich genauer überlegt, ob es etwas eintauscht. Dazu kommt noch der deutlich höhere Kontrolleffekt. Der Nachteil besteht darin, dass Sie ständig ansprechbar für Ihr Kind sein müssen. Außerdem birgt diese Übung die Gefahr, dass sich Ihr Kind kontrolliert fühlt. Gerade bei freiheitsliebenden Kindern kann dies sehr anstrengend werden. Sie wehren sich gegen die erhöhte Kontrolle. Besprechen Sie mit Ihrem Kind offen die Vor- und Nachteile der jeweiligen Übung.

Praxistipp

Das Belohnungssystem ist in den Essverhaltensübungen 5 und 6 schon integriert. Können die Kinder den „Versuchungen" widerstehen, haben sie auch noch am Ende der Woche Süßigkeiten. Es braucht daher kein Belohnungsplan zu erfolgen.

Essverhaltensübung 5: „Der Süßigkeitenteller"

Ihr Kind erhält eine gewisse Menge an Süßigkeiten auf einen Teller oder in einer Box. Diese Menge soll für eine Woche reichen. Etwa 2 kleine Süßigkeiten befinden sich für jeden Tag auf dem Teller. Außer den Süßigkeiten auf dem Teller/in der Box erhält das Kind keine weiteren Süßigkeiten. Seine Aufgabe ist es nun, den Konsum über die Woche gut einzuteilen. Kommentare über den Zeitpunkt des Süßigkeitenkonsums sind den Eltern ausdrücklich *nicht* erlaubt!

Essverhaltensübung 6: „Das Token-System"

Hierbei erhält das Kind etwa 15 Marken (= Token) für eine Woche. Wenn es etwas Süßes oder etwas Salzgebäck haben möchte, muss es den Eltern jeweils eine Marke abgeben. Dafür erhält es eine kleinere Menge des Gewünschten. Allerdings gelten auch folgende Regeln: Egal, was Ihr Kind für einen Unsinn anstellt, die Eintauschregel darf davon nicht berührt werden. Und die Übergabe der Leckereien muss kommentarlos erfolgen. Es ist schon Nachteil genug für Ihr Kind, Sie ständig fragen zu müssen.

Bei beiden Übungen 5 und 6 gilt: Außer diesen Süßigkeiten/Snacks darf Ihr Kind keine weiteren Schleckereien erhalten! Sprechen Sie dies unbedingt mit den Großeltern oder sonstigen Bezugspersonen ab, die sich auch gerne an der

Gestaltung der Süßigkeitenbox beteiligen können. Wenn es neben der Süßigkeitenbox weitere Süßigkeitenquellen gibt, hat diese Übung natürlich keinerlei Wert.

Erinnerungshilfen: Der Gedanken-Stopp

Eine Übung zur Kontrolle innerer Impulse stellt der sogenannte Gedanken-Stopp dar. Wenn wir Appetit haben, stellen wir uns die Nahrung auch vor. Noch mehr Appetit ist die Folge („Es läuft einem das Wasser im Munde zusammen"). Wenn wir jedoch lernen, diese Gedanken zu stoppen, ist es einfacher, sich zurückzuhalten. Hierbei kann uns schon der alleinige Gedanke „Stopp!" helfen, denn glücklicherweise können wir uns immer nur auf eine Sache konzentrieren.

Praxistipp

Versuchen Sie eine einfache Mathe-Aufgabe zu rechnen und *gleichzeitig* laut „Stopp!" im Kopf zu sagen. Da unser Gehirn sehr schnell ist, können wir zwar im schnellen Wechsel viele Aufgaben nebeneinander erledigen, jedoch nicht gleichzeitig. Genauso kann man sich auch „Stopp!" ins Gedächtnis rufen, wenn man etwas essen möchte. Noch besser funktioniert „Stopp!", wenn Sie sich dabei bildlich z. B. ein Stopp-Schild vorstellen. Andere Variationen sind auch denkbar wie eine ausgestreckte Polizistenhand, ein wackelndes Stopp-Schild usw.

Ziel des Gedanken-Stopps ist es, die ums Essen kreisenden Gedanken zu unterbrechen. Wenn Sie dies selbst einige Male ausprobiert haben, erklären Sie Ihrem Kind, wie der Gedanken-Stopp funktioniert. Überlegen Sie gemeinsam, welche Gedanken Ihr Kind motivieren können, sich zurückzuhalten. Wenn Sie diese gefunden haben, können sie diese in die Essverhaltensübung 7 („Mein Gedanken-Stopp!", siehe Seite 94) eintragen. Diese Stopp-Schilder können Sie in der Wohnung aufhängen, wo Verlockungen sind, wie z. B. der Kühlschrank, Süßigkeitenschrank, Fernseher, Computer, Mittagstisch, das eigene Portemonnaie oder das Einkaufsbrett. Dies ist eine Übung, die sich ausschließlich im Kopf abspielt. Wie gut sie klappt, ist von außen nur schwer zu beurteilen. Fragen Sie deswegen auch ruhig Ihr Kind nach den Schwierigkeiten, wo die Grenzen liegen und wann und wo die Übung gut klappt.

Essverhaltensübung 7: „Mein Gedanken-Stopp"

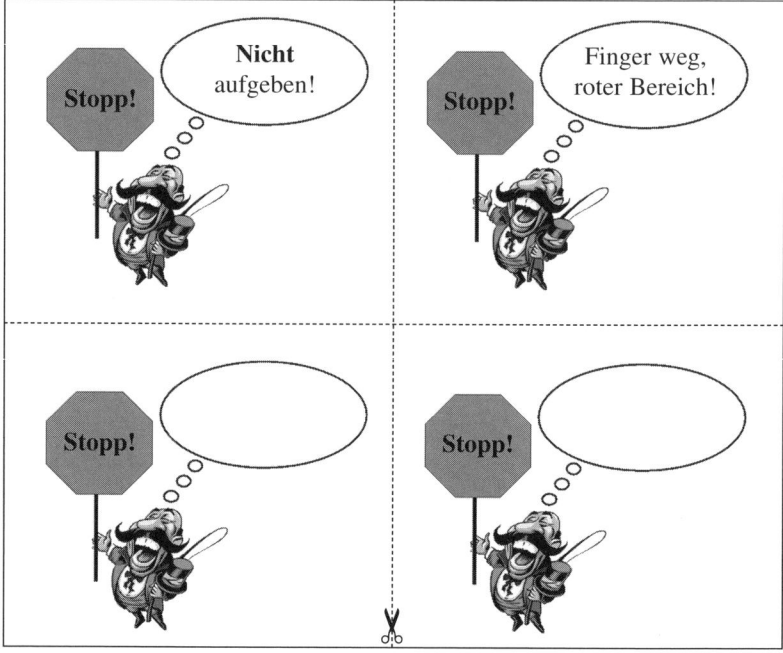

3.6 Wie mit Werbung umgehen?

Um Versuchungssituationen durch (Lebensmittel-)Werbung zu begegnen, ist es sehr hilfreich, sich die Zusammenhänge klarzumachen. Das Ziel von Werbung ist simpel: Bedürfnisse wecken. Seit die Werbung die Kinder als besonders beeinflussbare Zielgruppe entdeckt hat, wird mit immer ausgefeilteren Tricks um unsere Kinder als Konsumenten gerungen. Sie sollen ihren Eltern in den Ohren liegen, genau das und bloß nicht etwas anderes zu kaufen. Gewonnen hat das Produkt, welches möglichst witzig oder cool vermarktet wird. Das gilt für Süßigkeiten und Snacks natürlich genauso. Werbung für Süßigkeiten und Snacks ist so aufgebaut, dass man sie sich mit allen Sinnen vorstellen kann, damit Appetit entsteht. Der entstehende Appetit soll mit dem Werbeprodukt gekoppelt werden, damit möglichst bei zukünftigem Appetit genau an das Produkt gedacht wird. Kinder sind deutlich einfacher zu beeinflussen als Erwachsene. Was tun? Das Fernsehen zu verbieten ist praktisch nicht möglich.

Praxistipp

Um die Zusammenhänge Ihrem Kind anschaulich darstellen zu können, sammeln Sie beide doch mal eine Woche lang Werbesprüche zu Lebensmitteln. Diskutieren Sie mit Ihrem Kind, was der jeweilige Inhalt der Werbung vermitteln möchte und wie die Lebensmittel nach dem Ampelsystem (vgl. Seite 28–30) zu bewerten sind. Die Werbesprüche können Sie nun gemeinsam in Anti-Werbesprüche umwandeln, die aber den „wahren" Inhalt des Produkts preisgeben (z. B. „XY ist so leicht und schwimmt sogar auf der Milch" zu „XY ist so leicht, dass man sich ohne Probleme Kilos anfuttern kann", oder „XY, weil's prima schmeckt und Kräfte weckt" zu „XY, weil's prima schmeckt und Fettzellen weckt"). Diese Übung macht den meisten Kindern sehr viel Spaß. Am besten lassen Sie auch ein paar Freunde von Ihrem Kind mitmachen.

3.7 Was tun bei Essen aus negativen Gefühlen?

Gründe für Appetit können nicht nur in Versuchungssituationen liegen, sondern auch in negativen Gefühlen. Denn Essen und vor allem „Süßes" lösen positive Gefühle aus und können damit negative Gefühle wie Stress, Frust, Trauer, Ängste und Langeweile kurzfristig betäuben. Allerdings ist damit das Problem noch nicht gelöst. Also isst man wieder und hat dann ein langfristiges Problem, denn Essen aus negativen Gefühlen und nicht aus Hunger führt zu Übergewicht.

Beispiel:

Charlotte ist aufgrund ihres Übergewichts in der Schule wieder einmal gehänselt worden. Darüber ist sie sehr traurig. Durch Verzehr einer halben Tafel Schokolade geht es ihr kurzfristig besser, andererseits hat sie 269 kcal zu sich genommen und damit langfristig ihr Übergewicht vermehrt.

Um nicht mehr aus negativen Gefühlen heraus zu essen, ist es wichtig, sich den Zusammenhang klarzumachen. Sie brauchen erst einmal einen Überblick darüber, warum Ihr Kind eigentlich isst. Als nächstes sollte herausgefunden werden, wie Sie Ihr Kind dann unterstützen können. Mit der Essverhaltensübung 8 („Wenn mein Kind aus negativen Gefühlen essen möchte, überlege ich, was wir stattdessen tun möchten", auf dieser Seite) können Sie ihre Einschätzungen sowie Verbesserungsversuche verfolgen. Machen sie entweder ein „☺", ein „☺" oder ein „☹" nach Ihrem Verbesserungsversuch. So können Sie nach einer Woche sehen, wie gut was geklappt hat. Sie können mit Ihrem Kind auch mit Essverhaltensübung 9 („Frust und Langeweile ade", siehe Seite 97) gemeinsam versuchen, Alternativen zum Essen aus negativen Gefühlen zu finden. Am effektivsten wäre es natürlich, das zugrunde liegende Problem zu lösen. Doch dies ist manchmal nicht möglich. Manchmal sind die Gründe für Frust und Traurigkeit außerhalb der Familie zu suchen (Schulprobleme, keine Freunde), manchmal innerhalb der Familie (ein Elternteil hat psychische Probleme, ist körperlich erkrankt, oder es bestehen elterliche Paarprobleme). Kinder bekommen die Atmosphäre zwischen den Eltern *immer* mit. Erwarten Sie zu Krisenzeiten nicht, dass Ihr Kind das Übergewicht in den Griff bekommt!

Essverhaltensübung 8: „Wenn mein Kind aus negativen Gefühlen essen möchte, überlege ich, was wir stattdessen tun möchten"

Je nachdem, wie bereitwillig Ihr Kind über seine Gefühle spricht, können Sie Ihre Beobachtungen auch Ihrem Kind mitteilen. Es kommt häufig gut an, zu fragen: „Was meinst du? Stimmt das, was wir aufgeschrieben haben? Hast du vielleicht Verbesserungsvorschläge oder Ergänzungen?" Beziehen Sie dann Ihr Kind so weit wie möglich in den Beobachtungsbogen mit ein. Trotzdem sollte dieser Beobachtungsbogen durch die Eltern geführt werden.

Essen aus …	Wir probieren Folgendes	Das hat so geklappt
z. B. Langeweile	einen Spielabend machen	☺

Es gilt: Guter Erfolg: ☺ Mittlerer Erfolg: ☺ Kein Erfolg: ☹

Essverhaltensübung 9:
„Frust und Lageweile ade – ich lenk mich ab!"

Bei dieser Übung geht es darum, mit Ihrem Kind gemeinsam herauszufinden, ob es isst aus (ankreuzen):

☐ Langeweile   ☐ Frust

☐ Traurigkeit   ☐ Wut

☐ Ärger   ☐ Angst

Als nächstes finden Sie zusammen mit Ihrem Kind heraus, was außer Essen denn noch hilft, dieses unangenehme Gefühl erträglicher zu machen:

☐ jemanden anrufen   ☐ Computer/Nintendo/Playstation spielen

☐ fernsehen   ☐ rausgehen

☐ malen   ☐ lesen

☐ mit jemandem drüber reden ☐ sich mit jemandem treffen

☐ Musik hören, z. B. eine bestimmte CD oder ein bestimmtes Lied

☐ sich selber sagen „Stopp! ICH schaffe das auch ohne Essen"

☐ anderes, z. B.: _____

☐ anderes, z. B.: _____

Es gibt Hunderte von Möglichkeiten. Überlegen Sie gemeinsam, was noch alles möglich ist. Finden Sie mindestens zwei Möglichkeiten. Als Eltern sehen Sie es Ihrem Kind sicherlich häufig an, wie es ihm geht. Fragen Sie, ob Sie in solchen Situationen Ihr Kind auf die Übung hinweisen sollen oder lieber schweigen sollen, damit Ihr Kind es selbst ausprobieren kann.

Negative Gefühle, aus welchen Gründen auch immer, lassen sich von Kindern durch eine gute Beziehung zu ihren Eltern besser verarbeiten. Frust-Ess-Attacken treten bei Kindern, die sich von Eltern geliebt fühlen, weitaus seltener auf. Sie werden Ihr Kind sicher sehr lieben. Teilen Sie dies Ihrem Kind mit. Für Ihr Kind ist es sehr wichtig, Ihre Wertschätzung immer wieder zu spüren und zu hören.

Praxistipp

Lassen Sie Ihr Kind doch einmal ganz bewusst an Ihren positiven Gefühlen ihm gegenüber teilnehmen und erzählen ihm, was genau Sie an ihm ganz besonders schätzen. Fragen Sie z. B. Ihr Kind: „Möchtest du eigentlich mal wissen, was Mama/Papa besonders an dir mag?" Beiläufig gefragt führt diese Frage immer dazu, dass Ihnen Ihr Kind seine ungeteilte Aufmerksamkeit schenkt. Wenn Sie dann Ihre Gefühle beschreiben, verwenden Sie bitte keine Pauschalaussagen wie z. B.: „Du bist toll, weil du mein Kind bist" oder Übertreibungen wie z. B.: „Du bist einfach der/die Tollste von allen". Mit solchen Aussagen kann Ihr Kind nur wenig anfangen. Denn sie geben keinen Anhaltspunkt darüber, was genau Sie an Ihrem Kind schätzen. Diese Frage ist aber brennend interessant für Ihre Kinder. Daher geben Sie bitte Ihrem Kind eine möglichst genaue Beschreibung darüber, was Sie an ihm gut finden. Anhaltspunkte geben folgende Beispiele: „Mir ist aufgefallen, dass du dazu stehen kannst, wenn du etwas falsch gemacht hast. Das finde ich klasse. Das können viele Erwachsene nicht." Oder: „Du strengst dich in der Schule an, wenn es ernst wird. Und dann schaffst du es auch, ganz von alleine." Oder: „Du kannst sehr schön lachen. Dein Lachen finde ich einfach klasse. Damit kannst du mich immer wieder aufheitern, wenn es mir einmal nicht so gut geht." Oder: „Was ich toll an dir finde, ist, dass du nicht aufgibst, selbst wenn es einmal nicht so klappt. Deswegen wirst du auch erreichen, was du dir vornimmst."

Sie werden Ihrem Kind sicher hundertmal besser mitteilen können, was Sie an Ihm mögen. Denn Sie kennen Ihr Kind ganz genau. Bitte nennen Sie Beispiele aus dem Alltag, damit sich Ihr Kind darunter auch etwas vorstellen kann. Nehmen Sie als Beispiele Verhaltensweisen, die häufig vorkommen. Die einzige „Eins" in Mathe in drei Jahren ist für diese Übung nicht geeignet. Achten Sie verstärkt auf die Dinge, die Ihnen selbstverständlich vorkommen, die es aber für Ihr Kind nicht sind.

3.8 Essen genießen

Wir haben erfahren, dass Essen positive Gefühle auslöst. Das sollten Sie nutzen und Essen ganz bewusst genießen. Heute wird das Essen jedoch kaum noch zelebriert. In unserer Beschleunigungsgesellschaft muss das Essen schnell gehen („Fast Food"). An jeder Ecke ist quasi im Vorbeigehen Nahrung verfügbar und kann genauso im Vorbeigehen heruntergeschlungen werden. Wieso hat das auch einen Einfluss auf die Art, wie viel wir essen? Wieder ein Beispiel:

Beispiel:

Sie gehen in ein Lokal. Hastig werden Ihnen dort die Fertiggerichte auf den Tisch gestellt. Sie sehen deutlich, dass sich hier niemand Mühe gegeben hat. Teller und Besteck liegen in der Gegend herum. Sie müssen sogar noch einmal extra aufstehen, um sich ein Glas zu holen. Genervt setzen Sie sich hin und fangen an zu essen. In Gedanken sind Sie schon ganz woanders: „Was muss ich noch alles machen?" Vielleicht ärgern Sie sich auch über die unfreundliche Bedienung. Bei all Ihren Gedanken schaufeln Sie schnell das Essen in sich hinein, denn Sie wollen diesen unangenehmen Ort möglichst schnell verlassen.

Unwohlsein und Hektik beim Essen führen dazu, dass wir *schnell essen*. Und dies kann leicht dazu führen, dass wir zu viel essen. Denn das Sättigungsgefühl kommt erst langsam, wie wir gelernt haben (siehe Seite 81). Wenn Sie in ein Lokal gehen, möchten Sie abschalten und Ruhe haben, das Essen genießen. Warum diese Wünsche nicht auch zu Hause umsetzen? Klar, zu Hause fehlt es an Zeit. Termine, Hektik, viele kleinere Probleme machen es schwer, den Kopf freizubekommen. Weniger Hektik führt automatisch dazu, dass man etwas langsamer isst. Man kann sich mehr auf das Essen konzentrieren. Und das Essen bekommt uns besser. Wie man eine gemütliche Atmosphäre schaffen kann, zeigt die Essverhaltensübung 10 („Deko-Tipps", auf dieser Seite). Aber vielleicht möchte Ihr Kind Sie ja auch einmal mit einer Tischdekoration verwöhnen? Lassen Sie sich von der Fantasie Ihres Kindes überraschen!

Essverhaltensübung 10: „Deko-Tipps"

Hier ein paar Beispiele – Ihrer Fantasie sind keine Grenzen gesetzt!
- Eine Tischdecke gibt Ihrem liebevoll zubereiteten Essen einen entsprechenden Rahmen.
- Stellen Sie ein paar Blumen auf den Tisch oder streuen Sie Blumenblätter über das Tischtuch.
- Schauen Sie, ob Sie Kerzen oder Teelichter zu Hause haben. Mit Kerzenlicht schaffen Sie eine ruhige und entspannende Atmosphäre.
- Sie könnten Dinge aus der Natur benutzen und so den Tisch jahreszeitlich gestalten: Beispielsweise im Frühling und Sommer Wiesenblumen, im Herbst Blätter oder Kastanien und im Winter Tannenzweige.

- Denken Sie an Servietten. Vielleicht möchte Ihr Kind aus Pappe einen Serviettenring basteln.
- Ganz besonders schön wird die Mahlzeit, wenn Sie die Speisen auf Tellern anrichten.
- Denken Sie auch daran, Geschirr, Besteck und Gläser hübsch zu arrangieren.
- Vielleicht mögen Sie schöne Musik im Hintergrund?

Ein liebevoll zubereitetes Familienessen wird so zu viel mehr als einer bloßen Nahrungsaufnahme. Bei einer gemeinsamen Mahlzeit erfahren Kinder durch die gemeinsame Unterhaltung von den Sorgen, Nöten und Freuden der Eltern und Geschwister. Die gemeinsamen Mahlzeiten bildeten somit einen wichtigen Orientierungspunkt im Tagesablauf. Den Kindern wird bewusst, dass Essen lustvoll und kulinarisch sein kann und dabei auch Gemeinsamkeit stiftet. Gemeinsames Essen stellt Nähe her, schafft Wir-Gefühl und befriedigt unser Bedürfnis nach sozialen Kontakten. Durch die gemeinsamen Gespräche entsteht nicht nur eine ganze besondere Atmosphäre, sondern auch Zeit zur Wahrnehmung des Geschmacks der Lebensmittel sowie von Sattheit als spürbarem Gefühl. Und auch das Selbstvertrauen der Kinder wird durch gemeinsame Gespräche gefördert, denn das Kind erlebt, dass man ihm zuhört und wissen will, wie es ihm geht.

Gut zu wissen:

Mit einer Familienmahlzeit und den damit verbundenen Gesprächen wird sowohl die Seele als auch der Leib satt, und das mit vergleichsweise geringer Kalorienzufuhr, denn gemeinsames Essen und Gespräche fördern langsames Essen.

Bewusstes Genießen beim Essen hilft, mit geringer Lebensmittel-/Süßigkeitenmenge dieselben positiven Gefühle zu erreichen wie beim schnellen Essen größerer Mengen. Versuchen Sie und Ihr Kind doch einmal die Essverhaltensübung 11 („Ich bin ein Genussmensch", auf dieser Seite). Dieses Beispiel zeigt, wie man durch langsames Essen und bewusstes Genießen ganz neue Erfahrungen sammeln kann.

Essverhaltensübung 11: „Ich bin ein Genussmensch"

Wahre Genuss-Menschen schließen beim Essen ab und zu die Augen, um sich mehr auf den Geschmack konzentrieren zu können. Es ist überraschend zu merken, wie anders viele Nahrungsmittel schmecken, wenn man sich bewusst auf den Geschmack konzentriert. Nehmen Sie ein Stück Weißbrot. Kauen Sie und Ihr Kind es so lange, bis das Stückchen völlig zerkleinert ist. Vielleicht schließen Sie eine Wette ab, wer es länger schafft, sich auf den Geschmack zu konzentrieren, ohne es herunterzuschlucken. Achten Sie vor allem darauf, wie der Geschmack des Stückchens Brot sich verändert. Gegen Ende der Übung müsste es leicht süßlich schmecken.

Was ist hier passiert? Wieso schmeckt Brot auf einmal süß? Der Speichel in unserem Mund enthält Enzyme. Diese bauen den Nährstoff von Brot, die Stärke, ab. Bei Abbau von Stärke entsteht Zucker, daher der süße Geschmack. Besprechen Sie mit Ihrem Kind Ihre jeweiligen Geschmackserfahrungen. Möglicherweise fand Ihr Kind es eklig. Viele sind es nicht gewohnt, Essen so gründlich zu kauen, dass es bereits im Mund zu einem Brei wird.

Führen Sie und Ihr Kind jetzt die gleiche Übung mit einem Schluck Cola durch. Nicht herunterschlucken, sondern möglichst lange im Mund lassen! Dies führt in der Regel nach einer gewissen Zeit sogar zu einem Gefühl von Ekel aufgrund der extremen Süße. In vielen Getränken ist so viel Zucker enthalten, damit wir den süßen Geschmack, den wir so sehr lieben, auch dann schmecken, wenn wir Schnellesser/-trinker sind. Nur, wenn wir bewusst genießen, brauchen wir so viel Süße gar nicht.

Praxistipp

Ganz eindringlich zeigt auch die Schokoladenübung (siehe Ernährungsübung 9 auf Seite 62) den Effekt von bewusstem Genießen. Probieren Sie diese aus und Sie werden erleben, wie wenig Süßigkeiten man braucht, um dasselbe wohlige Erleben zu haben, wenn man bewusst und langsam genießt.

3.9 Warum sich selbst beobachten?

Wenn Sie oder Ihr Kind täglich die Art und Weise beobachten, was Sie wie, wann, wo und warum essen, werden Sie automatisch langsamer essen und damit auch weniger. Auch wird es Ihnen und Ihrem Kind häufiger gelingen, „Stopp!" zu sagen. Warum ist das so? Indem wir uns auf eine Sache konzentrieren, handeln wir nicht mehr automatisch. Versuchen Sie einmal ganz bewusst auf das Gehen zu achten oder auf das Fahrradfahren, auf das Abräumen des Esstisches oder auf das Einräumen der Wäsche. Sie werden feststellen, dass Sie automatisch langsamer werden. Unser Gehirn beschäftigt sich dann mehr mit der Beobachtung als mit der schnellen Durchführung. Wenn wir uns selbst beim Essen beobachten, fragen wir uns: „Muss dieser Nachschlag jetzt sein? Esse ich gerade zu schnell? Kann ich mich gerade mit etwas anderem außer Essen ablenken?" Diese Gedanken tauchen vermehrt auf, wenn wir unser Essverhalten beobachten. Sie zwingen uns noch einmal nachzudenken. Dadurch werden wir langsamer beim Essen. Dadurch gelingt es uns, etwas häufiger „Stopp!" zu sagen.

Gut zu wissen:

Selbstbeobachtung und Selbstprotokollierung führen zu langsamem und bewusstem Essen!

Selbstbeobachtung, gut und schön, aber wie geht das? Eine Möglichkeit zur Selbstbeobachtung ist ein Selbstbeobachtungsbogen. Beobachtet werden die eigene Essgeschwindigkeit, die Menge an Essen, die Anzahl an Mahlzeiten am Tag, aber auch, wie häufig die Stopp-Technik gelungen ist. Dies wird kurz nach dem Essen oder zwischendurch eingetragen.

Praxistipp

Ein Beispiel für einen Selbstbeobachtungsbogen zeigt die Essverhaltensübung 12 (Der Körperdetektiv, siehe Seite 103). Fühlen Sie sich jedoch frei, Ihre eigenen, auf Ihren Alltag bezogenen Selbstbeobachtungsbögen zu gestalten. Ersetzen Sie nach Belieben Unterpunkte durch eigene Übungen (z. B. „$1/2$ Stunde Bewegung" anstatt „Anzahl der Mahlzeiten", wenn Sie dies wichtiger finden). Sie können auch statt des Essverhaltens die Ernährungsauswahl protokollieren. Hierfür eignet sich die Ampelkarte (siehe Seite 34). In die Selbstbeobachtungsbögen (oder Ampelkarte) können Sie auch wöchentlich das Gewicht eintragen, um den Zusammenhang zwischen Gewicht und Verhalten zu erkennen.

Wenn Ihr Kind einen Selbstbebachtungsbogen selbstständig ausfüllen soll (erst ab 9 Jahren sinnvoll), ist es sehr wichtig, dass Ihr Kind motiviert ist. Wenn Sie meinen, Ihr Kind fällt nicht unter die Kategorie „motiviertes Kind", lassen Sie diese Übung lieber. Eine Möglichkeit, die Motivation zwischenzeitlich zu erhöhen, ist, Ihrem Kind zu sagen: „Du, ich mache jetzt erst einmal eine Übung ganz für mich alleine. Ich will herausfinden, ob sie wirklich hält, was sie verspricht. Du kannst mich aber gerne in der Zwischenzeit beobachten. Vielleicht kriegst Du heraus, was ich anders mache." Bei der Besprechung der Übung mit Ihrem Kind machen Sie bitte deutlich, dass es *nicht* um Kontrolle geht. Der Selbstbeobachtungsbogen ist eine Hilfestellung für die Kinder und Jugendlichen, die gerne selbst etwas unternehmen möchten. Vereinbaren Sie, ob und wie häufig Sie am Tag an die Ausfüllung erinnern dürfen. Und ein Belohnungssystem für direktes Ausfüllen sollte auch nicht fehlen.

Praxistipp

Ein Selbstbeobachtungsbogen ist nur dann sinnvoll, wenn er auch direkt ausgefüllt wird. Wenn er immer nur abends oder jeden zweiten Tag ausgefüllt wird, hat er keinen Effekt. Des Weiteren sollte er mindestens über eine Woche geführt werden. Ansonsten ist der Lerneffekt zu gering. Besprechen Sie dies bitte vorher mit Ihrem Kind.

Essverhaltensübung 12: „Der Körperdetektiv"

	MO	DI	MI	DO	FR	SA	SO	Ziel
Anzahl der Mahlzeiten								
Ich habe langsam gegessen								
STOPP! Ich lenk mich ab								

Jedes Mal, wenn etwas geschafft wurde, wird dies mit einem Strich markiert: Also bei jedem erfolgreichen „Stopp! – ich lenke mich ab" ein Strich, bei jeder erfolgreichen „Ich-esse-langsam"-Mahlzeit ein Strich usw.

Die Fortgeschrittenen können auch Wochenziele vereinbaren. Zum Beispiel „sich zehnmal erfolgreich stoppen". Dies sollte aber sehr motivierten Kindern vorbehalten sein und im Vertrag extra aufgeführt und belohnt werden.

Wenn Ihr Kind einigermaßen motiviert ist, die Umsetzung des Selbstbeobachtungsbogens jedoch als lästig empfindet, so kann die Essverhaltensübung 12 auch auf folgende Weise variiert werden: Vereinbaren Sie mit Ihrem Kind, die

Übung „Körperdetektiv" durchzuführen, allerdings für mindestens 4 Wochen. Zusätzlich wird ein Tag in der Woche vereinbart, an dem Ihr Kind morgens auf die Waage geht. Das Gewicht wird auf dem Selbstbeobachtungsbogen eingetragen. Falls Ihr Kind bis zum nächsten Wiegetermin am gleichen Tag in der darauf folgenden Woche das Gewicht gehalten oder sogar abgenommen hat, so braucht es bis zum nächsten Wiegetermin den Selbstbeobachtungsbogen NICHT zu führen. Das Gewicht wird allerdings ebenfalls schriftlich auf dem Selbstbeobachtungsbogen festgehalten. Sollte bei dem wiederum nächsten Wiegetermin in der darauf folgenden Woche Ihr Kind dann an Gewicht zugenommen haben, so muss es für die folgende Woche wieder den Selbstbeobachtungsbogen führen. Dieses Prozedere kann beliebig lange fortgesetzt werden. Mit Hilfe dieser Übung lernen die Kinder und Jugendlichen spielerisch, die Konsequenzen Ihres Essverhaltens zu beobachten und zu beeinflussen. Zudem bedarf es nicht einer besonderen Unterstützung, z. B. in Form eines Punkteplans. Unserer Erfahrung nach kann allein die konsequente Umsetzung dieser Variation schon zu einer Verbesserung des Essverhaltens und somit zu einem Stopp der Gewichtszunahme führen.

3.10 Wie sich in schwierigen Situationen verhalten?

Rückfälle

Wie Sie sicher wissen, ist Abnehmen ein schwieriger Prozess. Wie viele Erwachsene, die den Vorsatz haben abzunehmen, schaffen dies ohne Rückschläge? Gehen Sie also davon aus, dass auch Ihr Kind seine Schwierigkeiten haben wird, selbst wenn es motiviert ist.

> **Gut zu wissen:**
>
> Ausrutscher gehören zu *jedem* Versuch einer Gewichtsreduktion! *Kein* Mensch hat bisher immer alles richtig gemacht!

Deswegen ist es gut, auf einen Ausrutscher vorbereitet zu sein. Denn Vorwürfe sind bei einem Ausrutscher fehl am Platze. Ihr Kind wird nur noch mehr frustriert. Was es in dieser Situation braucht, sind Trost und Ihr Einfühlungsvermögen. Verweisen Sie auf die bisherigen Erfolge. Bauen Sie Ihr Kind auf und geben Sie ihm Mut, es weiter zu probieren. Das motiviert und zeigt, dass Sie Ihrem Kind einiges zutrauen! Spielen Sie deswegen die Situation des Ausrutschers schon einmal gedanklich durch. Was werden Sie sagen?

Praxistipp

Einige Tipps, wie Sie eine Eskalation der Situation bei einem Ausrutscher verhindern können:

- Sprechen Sie von einem Ausrutscher statt von Rückfall, Rückschlag und Misserfolg.
- Zögern Sie Ihre Antwort heraus, damit Sie selbst kühlen Kopf bewahren können.
- Schreiben Sie sich Ihre Ideen für diese schwierige Situation vorher auf und lesen Sie diese, wenn es soweit ist, noch einmal durch, bevor Sie einen Kommentar abgeben.
- Formulieren Sie grundsätzlich keine Vorwürfe.

Eine gute Möglichkeit, um auf einen Rückfall vorbereitet zu sein, ist auch ein Brief an sich selbst. Diesen soll Ihr Kind verfassen in einer Phase, in der es „super" läuft. Ihr Kind soll aufschreiben, wie es sich jetzt fühlt und warum es nach seiner Meinung das Übergewicht reduziert. Diesen Brief steckt Ihr Kind in einen verschlossenen Umschlag, und Sie heben diesen Brief auf. Sie lesen den Brief natürlich nicht! Wenn Sie meinen, sie müssten mal so richtig „losschimpfen", geben Sie Ihrem Kind den Brief kommentarlos und ohne Vorwürfe.

Für den Fall, dass sich Ausrutscher ständig wiederholen, sollten Sie anders vorgehen. Zunächst sollte die Motivationsfrage geklärt werden. Möchte Ihr Kind abnehmen? Falls nicht die mangelnde Motivation die Ursache für mehrere Ausrutscher ist, stellen Sie sich folgende Fragen: Gibt es zu viele Verlockungssituationen oder zu viele belastende Gefühle? Oder beides? In solchen Fällen empfiehlt es sich, sich das Kapitel 3.5 „Nein sagen" (siehe Seite 89) und Kapitel 3.7 „Was tun bei Essen aus negativen Gefühlen?" (siehe Seite 95) noch einmal anzuschauen. Wichtig ist, dass Sie zunächst nur *eine* schwierige Situation trainieren. Wenn diese dann gut klappt, kann eine andere schwierigere Situationen trainiert werden. Sie sollten versuchen, ein Erfolgserlebnis herbeizuführen. Ständige Frustrationen führen nur zum Aufgeben. Und die dadurch entstehende Frustration erhöht die Wahrscheinlichkeit von Frustessen. Zum Schluss sei noch einmal eindringlich davor gewarnt, Versprechungen zu machen, die nicht eingehalten werden. Wenn Sie im Vertrag z. B. vereinbaren, dass Ihr Kind eine halbe Stunde länger aufbleiben darf, dann müssen Sie das auch einhalten.

Wenn keine Motivation bei Ihrem Kind vorliegt, haben alle Ratschläge und Übungen, an denen die Kinder beteiligt sind, zur Zeit keinen Sinn. Trotzdem hilft Ihre Unterstützung. Sollten auch Sie als Eltern resignieren und keine Anstrengungen unternehmen, das Übergewicht Ihres Kindes zu vermindern, wird das Übergewicht noch schneller zunehmen. Bei einem späteren Sinneswandel Ihres Kindes ist das Ausmaß des Übergewichts dann so groß, dass eine Reduktion kaum mehr möglich erscheint und viel schwieriger ist.

Praxistipp

Vielleicht können Sie die Motivation Ihres Kindes steigern, wenn Sie mit Ihrem Kind Bilanz ziehen, wofür es sich lohnt abzunehmen. Da medizinische Folgeerkrankungen für die Kinder nicht spürbar sind, können Sie diese nicht zur Motivationssteigerung einsetzen! Sie würden nur eine Drohkulisse für Ihr Kind aufbauen. Und Angst ist schlecht für das Selbstbewusstsein! Dabei braucht Ihr Kind unbedingt Selbstbewusstsein. Dagegen sind die psychosozialen Folgen (Hänscleien, Isolation) für Ihr Kind (leider) allzu oft spürbar. Mit diesen können Sie vielleicht die Motivation bei Ihren Kindern erhöhen.

Gut zu wissen:

Gründe zum Abnehmen sind für Kinder, andere Kleidergrößen zu tragen, besser auszusehen und weniger gehänselt zu werden, und nicht die Vorbeugung von medizinischen Folgeerkrankungen des Übergewichts.

Eltern als Kontrolleur

Egal, ob nun Ihr Kind erst 6 Jahre alt ist oder schon 15: Als Eltern sind Sie immer auch jemand, der kontrolliert. Das ist auch gut so. Ein gewisses hierarchisches Verhältnis ist für die gesunde Entwicklung Ihres Kindes notwendig. Bei einer angestrebten Übergewichtsreduktion kann das aber zu gewissen Schwierigkeiten führen: Möglicherweise kann Ihr Kind Ihre Hilfe von einer Bevormundung nicht trennen. Eventuell regen Sie sich auch über das Essverhalten Ihres Kindes auf und lassen Ihrem Frust freien Lauf.

Generell ist es schwieriger, wenn eine, beide oder alle Seiten gerade gereizt oder frustriert sind. Dann können selbst kleinste Hinweise wie: „Überleg mal ob …" das Fass zum Überlaufen bringen. Es ist völlig normal, dass es zu solchen Situationen kommt. Gehen Sie möglichst gelassen mit solchen Situationen um. Bleiben Sie freundlich, verweisen Sie auf die Abmachungen und fragen ruhig nach, ob Sie selbst etwas besser machen können. Halten Sie sich aber unnachgiebig an die besprochenen Vereinbarungen (siehe „Konsequenz als Geheimnis des Erfolgs" auf Seite 75).

Praxistipp

In Gesprächen mit Ihrem Kind bezüglich seines Ess- und Bewegungsverhaltens sollten Sie folgende Grundregeln beherzigen:
* Vermeiden Sie Verallgemeinerungen („du isst *immer* heimlich"), sprechen Sie stattdessen konkrete Situationen an.
* Generell ist Schweigen besser als Predigen.
* Gespräche über Verhaltensänderungen machen in akuten Krisensituationen keinen Sinn.
* Verweisen Sie gegebenenfalls auf den Vertrag (siehe Seite 79).

Schlanke Geschwister

Es gibt keinen Grund, schlanke Geschwisterkinder anders zu behandeln als das übergewichtige Kind. Die in diesem Ratgeber vorgestellte „optimierte Mischkost" OptimiX ist keine Diät, sondern eine gesunde Ernährung für die ganze Familie. Verzehren normalgewichtige Kinder diese Kost, so nehmen sie *nicht* ab, sondern tun ihrer Gesundheit etwas Gutes (z. B. weniger Karies, bessere Versorgung mit Spurenelementen und Vitaminen). Die optimierte Mischkost ist die in Deutschland empfohlene Ernährung für alle Kinder! Also sparen Sie sich die Mühe, für schlanke Kinder anders zu kochen.

Kochen Sie für Ihr übergewichtiges Kind extra oder gelten für dieses Kind besondere (Ess-)Verhaltensregeln, so machen Sie Ihr Kind zum Außenseiter in der eigenen Familie! Und es ist doch möglicherweise schon in vielen anderen Situationen außerhalb der Familie ein Außenseiter. Das wird seinem Selbstbewusstsein nicht gut tun und auf keinen Fall Unterstützung und Wohlwollen bei Ihrem Kind bezüglich neuer Regeln auslösen!

Besonders kritisch wird die Angelegenheit dann, wenn normalgewichtige Geschwister die Situation ausnutzen und voller Geschwisterrivalität und mit offener Schadenfreude demonstrieren, dass sie sich ohne negative Folgen eine zweite Portion Pommes frites oder den Schokoladenpudding als Nachtisch leisten können. Oder umgekehrt, die schlanken Kinder weisen daraufhin, dass sie nicht mehr das essen können, was sie möchten wegen dem/der „Dicken". In diesem Fall ist Ihr erzieherisches Geschick aufs Höchste gefordert!

Praxistipp

Vereinbaren Sie Tischregeln, die vertraglich schriftlich festgelegt werden. Solche Regeln sollten im Rahmen einer „Familienkonferenz" gemeinsam erarbeitet und dann von allen Beteiligten gemeinsam unterschrieben werden. Das Regelwerk sollte kurz, knapp, übersichtlich und für alle verständlich abgefasst sein, notfalls mit Hilfe von kleinen Abbildungen. Die so niedergelegten Regeln sollten dann für alle sichtbar in der Küche bzw. dem Esszimmer ausgehängt werden. Ein Beispiel für so ein Regelwerk ist:

1. Wir unterstützen gemeinsam Michael bei seinem Bemühen um sein Gewicht.
2. Wir lassen Michael in Ruhe essen.
3. Wir bewerten nur unser eigenes Essverhalten.
4. Eine gesunde Ernährung ist für uns alle von Vorteil.
5. Wir erleben die gemeinsame Mahlzeit als besonderes, soziales Ereignis im familiären Tagesablauf.

Auf diese oder ähnliche Weise können Regeln für das Essverhalten in Ihrer Familie gemeinsam erarbeitet und festgelegt werden. So können Sie jederzeit auf das gemeinsam erarbeitete Regelwerk aufmerksam machen und bei Bedarf die Einhaltung anmahnen. Sollte es sich zeigen, dass einige Familienmitglieder die Regeln bewusst häufig verletzen oder gar boykottieren, müssen – wieder im Rahmen einer Familienkonferenz – Absprachen getroffen werden, welche Konsequenzen auf Regelbrüche hier zu erfolgen haben. Zum Beispiel kann die Einzahlung eines kleinen Geldbetrages in eine gemeinsame Kasse oder der sofortige Ausschluss des „Meckerers" vom gemeinsamen Essen für die Dauer der jeweiligen Mahlzeit vereinbart werden. Natürlich können Sie die Regeln bei Bedarf und in gemeinschaftlicher Abstimmung auch wieder ändern, wenn sich die Notwendigkeit hierfür ergibt oder sich im Verlauf einige Regeln erübrigt haben. Auf der anderen Seite sollte auch ein Belohnungssystem für schlanke Geschwister installiert werden, die ihre Hänseleien und Kommentare einstellen.

„Die Geschwister-Regel"

Außerhalb von zu Hause wird es allerdings sehr schwer, diese Regeln umzusetzen. Falls Ihre Bemühungen bezüglich einer gemeinsamen Unterstützung fehlschlagen oder offen von anderen Geschwistern boykottiert werden, hat sich eine andere Maßnahme als sehr hilfreich erwiesen:

Wenn Sie außerhalb von zu Hause mit Ihrer Familie und Ihren Kindern z. B. ein Eis kaufen, dann erhält Michael genau das Geld, das es kosten würde, wenn er eine seinem Alter angemessene Portion von Ihnen bekommen würde. Dann kann er selbst entscheiden, ob er das ganze Geld tatsächlich für ein Eis ausgeben möchte, oder nur die Hälfte oder ob er es ganz sparen möchte. Die Umsetzung dieser Regel führt regelmäßig dazu, dass die Kinder sich besser kontrollieren lernen und ganz nebenbei auch üben, mit Geld umgehen zu können. Wichtig bei dieser Regel ist, dass das Vorgehen z. B. im Rahmen einer Familienkonferenz im Vorfeld besprochen wird. Falls sich dagegen Widerstand von dem schlanken Geschwisterkind regt, dann ist die Alternative, dass auch die schlanken Geschwister sich an die Regeln halten müssen, die für das übergewichtige Geschwisterkind auch gelten. Falls sich die schlanken Geschwisterkinder aufgrund der Umsetzung finanziell benachteiligt fühlen sollten (was sie ja de facto nicht sind!), so ist es gut denkbar, die Regel auch auf die anderen Kinder auszuweiten.

Boykottierende Verwandte und Partner

Ihr Partner, alle Verwandte und Freunde, die regelmäßig Kontakt zu Ihrem Kind haben, machen bei Ihrer Ernährungs- und Verhaltensumstellung mit? Sie unterstützen Sie sogar? Prima! Überschlagen Sie einfach den folgenden Abschnitt.

Leider ist dies aber nur selten der Fall. Besonders den Großeltern fällt es oft schwer zu begreifen, dass Übergewicht für ein Kind heutzutage ein Risikofaktor ist und kein Schönheitsideal oder eine „Lebensversicherung für schlechte Zeiten". Im Umgang mit den Großeltern ist deshalb besonderes Fingerspitzengefühl gefragt, weil gerade die ältere Generation echten Hunger in der Kriegs- und Nachkriegszeit noch kennengelernt hat. Schnell sind deshalb gerade Großeltern beleidigt oder gekränkt, wenn ihre Lebenserfahrung vermeintlich abgetan wird und ihr Wunsch, „das Beste fürs Kind" zu wollen, als ungewünschte Einmischung oder gar schädliche Einflussnahme verstanden wird.

Praxistipp

Machen Sie den Großeltern keine Vorwürfe (dies führt nur zum Trotz), sondern sprechen Sie doch die Großeltern mit der Frage an: „Wie kann ich als Oma oder Opa dazu beitragen, dass ich meinem kleinen Liebling helfe, sich richtig zu ernähren und gesund und glücklich aufwachsen zu können?" Die nun getroffenen Vereinbarungen, Regeln und Absprachen sollten Sie möglichst schriftlich festhalten.

Die angestrebte Veränderung von Ernährungsverhalten und -gewohnheiten für ein (Enkel-)Kind sollte deshalb schon in der Planungsphase gegenüber den Großeltern angekündigt und mit ihnen besprochen werden. Die Großeltern wollen Ihrem Kind sicher Hilfe und Unterstützung geben.

Schlimm wäre es, wenn schlecht oder gar nicht informierte Angehörige Ihre Bemühungen als unsinnig und sogar schädlich bewerten und dies gegenüber Ihrem Kind auch so äußern. Es könnte dazu kommen, dass sie dem Kind etwas „Gutes tun wollen", indem durch die Verwandten der Wunsch des Kindes nach unerlaubten Lebensmitteln erfüllt wird. Wenn dies dann auch noch unter dem Siegel der Verschwiegenheit und dem Deckmantel eines Geheimnisses geschieht („Sag bloß der Mama nicht, dass du hier Schokolade bekommen hast!"), gerät Ihr Kind in einen schweren Beziehungskonflikt (Loyalitätskonflikt). Es wird in seiner Zuwendung zwischen den Eltern, boykottierenden Verwandten und eigener Überzeugung hin- und hergerissen und gerät dadurch unter Umständen in ein kaum lösbares Dilemma. Dies kann im ungünstigsten Fall zu einer dauerhaften psychischen Beschädigung Ihres Kindes führen!

Gut zu wissen:

Wenn Ihr Kind heimlich Lebensmittel von Verwandten erhält, kommt Ihr Kind in einen starken Loyalitätskonflikt, den es alleine nicht lösen kann. Erläutern Sie den beteiligten Erwachsenen, dass deren Verhalten, so gut es gemeint sein möge, die mit der Gewichtsproblematik oft ohnehin vorhandenen seelischen Nöte des Kindes noch verstärkt!

Getrennt oder geschieden lebende Elternteile zeigen manchmal ein konkurrierendes Verhalten um die Gunst des Kindes. Die getrennt lebenden Eltern wollen sich ihrem Kind als der jeweils bessere Elternteil präsentieren. In manchen Fällen dient das Kind dabei auch als Mittel zum Zweck, eigene ungelöste Probleme der gescheiterten Partnerschaft der Erwachsenen zu einem gesundheitlichen Problem des Kindes zu definieren. Dem jeweils anderen Ex-Ehepartner soll dann demonstriert werden, dass er für die Erziehung des Kindes ungeeignet ist. Es versteht sich von selbst, dass ein Kind unter solchen Bedingungen kaum erfolgreich sein Gewicht reduzieren kann. Hier müssen zunächst die ungeklärten Beziehungsfragen auf der Paarebene gelöst werden. Anderenfalls besteht die Gefahr, dass sich beim Kind noch zusätzliche, seelische Probleme entwickeln. In diesem Fall sollten Sie die Hilfe eines Kinder- und Jugendlichenpsychotherapeuten in Anspruch nehmen, um Ihrem Kind zu helfen.

4 Wissenswertes zur Bewegung

Neben der Energiezufuhr (= Essen und Trinken) wird unser Körpergewicht maßgeblich durch den Energieverbrauch (= Bewegung) bestimmt. Für den dramatischen Anstieg des Übergewichts bei Kindern in den letzten Jahrzehnten sind auch die deutlichen Veränderungen von Umgebungsfaktoren verantwortlich, die Bewegung für Kinder immer mehr erschweren. Fehlende Bewegungs- und Spielbereiche schränken das Bewegungsverhalten unserer Kinder ein. Zudem genießt das „freie Spiel im Freien" nicht mehr den hohen Stellenwert wie noch vor wenigen Generationen. Die modernen Möglichkeiten der Fortbewegung (Auto, Bus) und der Fernseh- und Computerkonsum haben in den letzten Jahren zu einem deutlichen Rückgang der täglichen körperlichen Aktivität gerade auch bei unseren Kindern geführt.

Auch die immer stärker werdenden schulischen Anforderungen dürfen nicht unterschätzt werden. Schon viele Grundschüler sitzen nachmittags stundenlang an ihren Hausaufgaben, gilt es doch, möglichst gute Noten zu erreichen. Diese Anforderungen belasten nicht nur die Seele, sondern setzen viele Kinder unter Stress.

Beispiel:

Karl ist in der sechsten Klasse auf dem Gymnasium. Er kommt mit dem Bus erst spät von der Schule nach Hause und muss bis in den Nachmittag hinein seine Hausaufgaben erledigen. Zusätzlich bekommt er dreimal in der Woche Nachhilfe, damit er allen Anforderungen gerecht wird. Für seine Hobbys bleibt dadurch wenig Zeit. Da sind Spiele am Computer und der Fernseher die einfachste Möglichkeit, sich ein wenig abzulenken.

Gut zu wissen:

Gerade bei hohem schulischem Stress ist der Ausgleich durch regelmäßige Bewegung, am besten im Freien, besonders wichtig.

Körperliche Aktivität führt nicht nur zu einem vermehrten Energieverbrauch und fördert Kraft, Schnelligkeit und Koordination, sondern führt vor allem auch zum Stress- und Aggressionsabbau. Nebenbei, körperliche Aktivität führt auch schon ohne Gewichtsabnahme zu einer Verbesserung der Folgeerkrankungen des Übergewichts.

Jede zusätzliche Aktivität verbraucht Energie. Durch die steigende Muskelmasse bei vermehrter Aktivität wird der Stoffwechsel angeregt und damit die Gewichtsabnahme erleichtert. Der Basisenergieverbrauch (sogenannter Grundumsatz) hängt ganz entscheidend von der Muskelmasse ab. Wenn also die Muskeln vermehrt werden, steigt der Grundumsatz, und man kann, ohne das Essen zu verändern, abnehmen.

Das Ausmaß der körperlichen Bewegung hängt von drei Bereichen ab:
• der aktiven sportlichen Bewegung,
• der Bewegung im Alltag (z. B. Gestaltung des Schulwegs) und
• dem Anteil sitzender Tätigkeiten (entspricht dem Fernseh-/Computerkonsum).

Der größte Anteil unseres Energieverbrauchs durch körperliche Aktivität wird durch die Bewegung im Alltag erzielt. Die Effekte des Sports sind dagegen nur geringfügig hinsichtlich unseres Körpergewichts, da hierbei weniger die Fettreserven unseres Körpers verbraucht werden, sondern vor allem die kurzfristig verfügbaren Energiespeicher in der Leber (Glykogen), die aber kaum zu unserem Körpergewicht beitragen. Zudem muss der Bewegungsaufwand beim Sport hoch sein, um einen Gewichtseffekt zu erzielen.

Beispiel:

Um den Kaloriengehalt einer Banane (≈ 110 kcal) „abzutrainieren," sind 25 Minuten Brustschwimmen bei einem 50 kg schweren Menschen erforderlich. Dagegen führt alleine tägliches Treppensteigen statt Fahrstuhlbenutzung zu einer Gewichtsreduktion von 3 kg in einem Jahr.

Gut zu wissen:

Für eine Gewichtsreduktion ist es entscheidend, die Bewegung im Alltag zu steigern! Jede Wegstrecke, die nicht mit dem Auto oder Bus, sondern zu Fuß oder mit dem Fahrrad zurückgelegt wird, kann dabei helfen, Übergewicht zu reduzieren. Eine Steigerung der Bewegung im Alltag erzielen Sie bei Ihrem Kind vor allem mit einer Reduktion der sitzenden Tätigkeiten.

Fernseher als „Bewegungskiller"

Studien belegen eindeutig einen klaren Zusammenhang zwischen der Dauer des täglichen Fernsehkonsums und dem Grad des Übergewichts bei Kindern. Dabei ist Fernsehen in mehrfacher Hinsicht ungesund. Zum einen geht die

Zeit vor dem Fernseher den Kindern ab für aktive, eigene Bewegungserfahrung. Sie werden zu „Couch-Potatoes". Zum anderen unterliegen gerade Kinder der verlockenden Lebensmittelwerbung. Zudem wird beim Fernsehen das Sättigungsgefühl kaum wahrgenommen, sodass Kinder sich leicht unbemerkt „überfressen" können.

Gut zu wissen:

Fernsehen ist eine der bedeutendsten Ursachen von Übergewicht bei Kindern und Jugendlichen!

Sich mehr zu bewegen klingt erst einmal einfach. Aber wie können Sie Ihr Kind konkret dazu bringen, sich mehr zu bewegen? Dabei sollte Sie die Überlegung leiten, für welche Bewegungsangebote Ihr Kind zu begeistern ist.

4.1 Soll mein Kind in einen Sportverein?

Sport ist gesund und sollte regelmäßig von Kindern betrieben werden. Eine behutsame Bewegungserziehung ist für übergewichtige Kinder und Jugendliche sehr bedeutsam. Aber denken Sie auch daran, wie es übergewichtigen Kindern häufig schon beim Schulsport ergeht. Soll sich dieses Leiden in einem Sportverein fortsetzen? Die traditionelle Sportpädagogik ist überwiegend leistungsorientiert und basiert auf Vormachen, Nachmachen und Korrektur. Die sportlichen Leistungen werden zudem mit Schulnoten bewertet. Dies kann besonders bei übergewichtigen Kindern zu Überforderungssituationen und zu Misserfolgserlebnissen führen mit der Folge eines tiefsitzenden Misstrauens in die eigene Fähigkeit zur Körperbeherrschung. Die so entstandene Bewegungshemmung und -vermeidung hat häufig eine gleichzeitige Reduzierung des Selbstbewusstseins zur Folge.

Beispiel:

Der 10-jährige Peter ist übergewichtig. Auf gutes Zureden seiner Eltern war er bereit, in einen Fußballverein einzutreten. Da er mit den trainierten anderen Jungen nicht mithalten kann, der Trainer aber mit seiner Mannschaft unbedingt aufsteigen möchte, gehört er nicht zu den Stammspielern. Auch bei Turnieren wird er so gut wie nie eingesetzt.

Gut zu wissen:

Man kann nicht pauschal sagen, dass alle stark beleibten Kinder zwangsläufig „schlecht" im Sport sind. Es gibt durchaus übergewichtige Kinder, die
gut im Sport sind und die von einer aktiven Teilnahme im Sportverein sehr
profitieren. Aber: Sportvereine sind leider für übergewichtige Kinder häufig
ein Ort, an dem sie weitere Frustrationen erleben und Außenseiter sind.
Dies verfestigt nicht nur ihr geringes Selbstbewusstsein, sondern bestätigt
sie auch in ihrem Misstrauen gegenüber ihrem Körper. Eine weitere Schwie-
rigkeit der sportlichen Betätigung zur Gewichtsreduktion liegt im immensen
Aufwand, um einen Effekt zu erreichen. Denn: Regelmäßiger Sport mindestens fünfmal pro Woche über je 30 Minuten ist erforderlich, um einen
messbaren Gewichtseffekt zu erzielen.

Sport in speziellen Gruppen

Als Baustein in der Behandlung des kindlichen Übergewichts ist die Bewegungstherapie trotz der beschriebenen Schwierigkeiten jedoch unverzichtbar.
Eine speziell auf die Bedürfnisse Übergewichtiger ausgerichtete Bewegungstherapie hat außer einem gesteigerten Energieverbrauch viele weitere Vorteile.
Neben dem Aufbau eines motivationsfördernden Gruppengefühls kann das
Selbstbewusstsein der Kinder gestärkt und ein neues Körpergefühl vermittelt
werden.

Ideal sind besondere Sportgruppen für übergewichtige Kinder, da sie dort
ohne Leistungsdruck positive Körpererfahrungen unter „Leidensgenossen"
genießen können. In solchen Adipositassportgruppen stellt man immer wieder fest, dass übergewichtige Kinder und Jugendliche sich nicht wesentlich in
ihrem sportlichen Verhalten von Normalgewichtigen unterscheiden. In einer
homogenen Gruppe zeigen Übergewichtige Begeisterung und Kreativität bei
Bewegungsspielen. Und hier taucht ein wesentlicher Aspekt auf, der die Ab-
grenzung von Sport im herkömmlichen Sinn verdeutlicht, nämlich der vorder-
gründige Spielgedanke. Zudem können Spielsituationen angeboten werden,
bei denen ein höheres Gewicht von Vorteil sein kann, wie beispielsweise beim
Tauziehen oder bei Ringkämpfen. Dadurch kann es gerade auch für die Über-
gewichtigsten zu Erfolgserlebnissen kommen.

Leider gibt es nur sehr wenige sportliche Angebote, die speziell auf übergewichtige Kinder zugeschnitten sind und bei denen das Kind nicht wieder zum
Außenseiter wird. Mit solchen speziellen Programmen können Erfolgserleb-
nisse, verbunden mit einer Steigerung des Selbstwertgefühls, erreicht wer-

den. Fragen Sie bei Ihrem Kinderarzt und beim Stadtsportbund nach, wo in Ihrer Nähe Sportangebote für übergewichtige Kinder zu finden sind.

Woran können Sie erkennen, ob ein Bewegungsangebot für übergewichtige Kinder geeignet ist? Wünschenswerte Zielsetzungen sollten sowohl in der Motorik liegen, wie neue Körpererfahrungen, Verbesserung koordinativer Fähigkeiten und der Ausdauer, aber auch im emotionalen Bereich, wie die Entwicklung eines Körperbewusstseins und eines positiven Selbstwertgefühls unter Förderung der Eigeninitiative. Am wichtigsten ist jedoch, dass Spaß und Freude an Bewegung statt Leistungsorientierung im Mittelpunkt stehen. Fragen Sie gezielt danach!

Praxistipp

Als Hilfestellung zur Einschätzung der sportlichen Fähigkeiten Ihres Kindes stellen Sie sich bitte folgende Fragen:
– Ist mein Kind nur gering übergewichtig?
– Ist mein Kind aufgrund seines Übergewichtes in seinen Bewegungsmöglichkeiten nicht eingeschränkt?
– Könnte mein Kind sich aufgrund seiner motorischen Fertigkeiten in einer Gruppe Normalgewichtiger behaupten, ohne mit Ausgrenzung und Hänseleien rechnen zu müssen?
– Hat mein Kind ein gutes Verhältnis zum (Schul-)Sport und zur Bewegung?

Wenn Sie die meisten dieser Fragen mit „Ja" beantwortet haben, kommt auch ein herkömmlicher Sportverein für Ihr Kind in Frage. Klären Sie aber auch in diesem Fall unbedingt im Vorfeld ab, ob die Angebote für übergewichtige Kinder geeignet sind. Nur so ersparen Sie Ihrem Kind erneute Frustrationserlebnisse. Und Ihr Kind muss selbst herausfinden und äußern, bei welchen Bewegungsangeboten es Spaß und Freude entwickeln kann.

4.2 Soll mein Kind alleine Sport treiben?

Ein zur Gewichtsreduktion „ideales" Sportprogramm würde vor allem aus einem Ausdauertraining bestehen wie Walken, Schwimmen oder Radfahren, eventuell kombiniert mit einem Krafttraining des Muskel- und Halteapparats. Gerade Schwimmen und Radfahren eignen sich zur Gelenkschonung bei Übergewicht.

Ausdauertraining wie Walken, Schwimmen oder Radfahren kann auch gut alleine durchgeführt werden. Für Jugendliche bietet sich der Besuch in qualifizierten Fitness-Studios an. Aufgrund der Vielzahl an unterschiedlichen Möglichkeiten von gezieltem Ausdauer- und Muskelaufbautraining sowie einer professionellen Betreuung kann zudem hier dem Bedürfnis der Jugendlichen nach Spaß und Selbstbestimmung gut nachgekommen werden.

Gut zu wissen:

Kinder machen nur das dauerhaft, was ihnen Spaß macht. Die gleichförmige kontinuierliche Belastung eines Ausdauertrainings ist für Kinder sehr unattraktiv. Als „Einzelkämpfer" besteht zusätzlich schnell die Gefahr des Motivationsverlustes und damit eines Abbruchs der sportlichen Tätigkeit. Kinder lieben Mannschaftssportarten auch durch die dadurch entstehenden sozialen Kontakte. Ihr Kind zu mehr Bewegung aufzufordern, indem es alleine Fahrrad fahren oder joggen soll, wird kaum zum Erfolg führen.

Sporttreiben, Fahrradfahren usw. folgen zunächst kaum einem inneren Ansporn. Die Lust an der Bewegung kommt erst mit der Zeit. Untersuchungen zeigen, dass die persönliche Lustbilanz bei Menschen, die beschlossen haben, dreimal in der Woche ein Bewegungstraining zu absolvieren, bis zu zehn Wochen negativ bleibt! Das heißt im Klartext, von Spaß an der Bewegung kann zunächst keine Rede sein. Das ist schlichtweg Pflichterfüllung. Bei einer Fahrradtour schmerzt der Hintern auf dem Sattel, und beim Joggen tun die Gelenke weh. Daher wird Ihr Kind kaum Spaß daran finden, vermehrt Fahrrad zu fahren oder zu joggen. Bei all den beschriebenen Schwierigkeiten stellt sich die Frage: Wie können Sie nun Ihr Kind mehr in Bewegung bringen?

Gemeinsam ist Trumpf

Wie schon im Kapitel Essverhalten (siehe Seite 68) ausführlich besprochen, lernen Kinder vor allem am Vorbild! Wenn Ihr Kind sich mehr bewegen soll, bedeutet dies, dass auch Sie als Eltern sich mehr bewegen sollten, auch wenn Sie vielleicht selbst nicht direkt von Übergewicht betroffen sind. Gemeinsam Sport treiben oder sich bewegen macht viel mehr Spaß als alleine! Vielleicht können Sie Ihr Kind zu einer Sportart motivieren, in der Sie selbst aktiv sind oder die Sie in früheren Zeiten einmal betrieben haben. Diese Vorbildfunktion kann Ihrem Kind dabei helfen, eine eigene sportliche Identität zu entwickeln, indem es seine selbst gemachten Erfahrungen mit Ihren eigenen austauscht. Für jüngere Kinder bieten sich die vielerorts angebotenen Eltern-Kind-Turnstunden an. Bei älteren Kindern ist häufig viel gewonnen, wenn ein Freund gemeinsam Sport mit Ihrem Kind machen möchte oder vielleicht sogar mit in einen Sportverein eintritt.

Wenn Ihnen aktiv Sport zu treiben nicht liegt, versuchen Sie doch den guten alten Sonntagsspaziergang mit der ganzen Familie. Gemeinsamkeit macht stark und sorgt für gute Stimmung. Wem das Spazierengehen zu langweilig ist, dem bieten sich vielerlei Alternativen an. Wie wäre es mal wieder mit einem Ausflug in einen Freizeitpark oder mit einem Waldspaziergang im nächsten Naherholungsgebiet? Gönnen Sie sich und Ihrem Kind so oft wie möglich die Gelegenheit, sich in der freien Natur zu bewegen. An Wochenenden können gemeinsame Unternehmungen innerhalb der Familie zu einer festen Größe werden. Spielen Sie mal wieder Fangen oder balancieren Sie mit Ihrem Kind um die Wette über Baumstämme. Diese Art spaßorientierter Bewegung hilft Ihrem Kind, alte träge Bewegungsmuster leichter abzulegen. Und wenn Ihnen tatsächlich keine Spiele aus Ihrer eigenen Kindheit einfallen sollten, haben wir im Anhang des Kapitels (siehe Seite 120) einige Bewegungsspiele zusammengestellt.

Praxistipp

Machen Sie es sich zur guten Gewohnheit, einmal pro Woche (z. B. immer sonntags) gemeinsam mit Ihrem Kind aktiv zu sein. Wichtig wie bei allen Verhaltensänderungen ist, dass Sie sich nicht zuviel vornehmen, aber anderseits konsequent Ihre Ideen umsetzen. Und denken Sie daran, schlechtes Wetter gibt es nicht, nur unpassende Kleidung!

4.3 Wie kann man sich im Alltag mehr bewegen?

Auch in unserer eher bewegungsfeindlichen Umwelt bieten sich noch viele Gelegenheiten, die alltägliche Bewegung Ihres Kindes zu fördern. Lassen Sie Ihr Kind wieder Wege zu Fuß bewältigen oder altersgerecht mit dem Fahrrad. Viele Kinder werden morgens nur deshalb zur Schule gefahren, weil es die zeitliche Planung so vorsieht. Auch kleinere Einkäufe können je nach Alter problemlos von Ihrem Kind übernommen werden. Wenn dies nicht möglich ist, nehmen Sie Ihr Kind mit und verzichten Sie möglichst auf Autofahrten. Wenn auch das nicht geht, parken Sie nicht direkt vor dem Supermarkt, sondern nehmen Sie bewusst Fußwege in Kauf.

Praxistipp

Lassen Sie Ihr Kind wieder zu Fuß oder mit dem Fahrrad zur Schule fahren. Dies führt zur dauerhaften effektiven Bewegungssteigerung. Die morgendliche Sauerstoffaufnahme fördert zudem das Denkvermögen der Kinder! Sollte der Schulweg dafür zu weit sein, kann Ihr Kind vielleicht ein bis zwei Busstationen vorher als üblich aussteigen bzw. ein bis zwei Busstationen später einsteigen. Falls Sie Angst haben, Ihr Kind alleine zur Schule zu schicken, gehen oder fahren Sie mit dem Fahrrad doch gemeinsam zur Schule. Seien Sie auf Regentage vorbereitet mit entsprechend geeigneter Schutzkleidung, um Ausreden begegnen zu können! Wenn Ihr Kind regelmäßig zur Schule mit dem Fahrrad fährt oder dorthin zu Fuß geht, haben Sie seine Bewegung am effektivsten gesteigert!

Eine Bewegungssteigerung im Alltag kann auch durch die Anschaffung eines Familienhundes erreicht werden. Da das Tier feste Bewegungszeiten benötigt, kann Ihr Kind die erforderlichen, regelmäßigen Spaziergänge durchführen und so auch noch Verantwortung übernehmen. Gerade junge Hunde leben ihren Bewegungsdrang geradezu vor, und ihr Toben und Herumtollen wirken in den meisten Fällen hochgradig ansteckend!

Inaktivität verringern

Neben der Steigerung der Bewegung ist es genauso wichtig, Inaktivität zu verringern. Dies ist vor allem die Tätigkeit am Computer oder die Zeit vor dem Fernseher. Ein Weg, den Fernseh- und Computerkonsum einzuschränken, ist bewusstes Fernsehen und Computerspielen.

Beim bewussten Fernsehen darf ihr Kind je nach Alter $1/2$ bis 1 Stunde täglich fernsehen oder Computer spielen. Das Kind legt dabei die Sendung (sofern die Sendung für sein Alter angemessen ist) und den Zeitpunkt fest. Fernsehen beim Essen ist jedoch tabu! Die Fernsehzeiten werden in der Programmzeitung markiert. Nur zu dieser Zeit darf der Fernseher/Computer laufen.

Sie können auch „Schlaffies" und „Aktivities" ins Spiel bringen. „Schlaffies" zählen die Zeiten der Bewegungslosigkeit. Jede halbe Stunde vor dem Fernseher, dem Computer, im Sessel oder am Telefon wird mit einem „Schlaffie" gezählt. „Aktivities" sind die Zeiten außerhalb von Stuhl, Sessel und Bett. Auch hier zählt jede halbe Stunde. Pro „Aktivitie" kann ein „Schlaffie" eingelöst werden.

> **Gut zu wissen:**
>
> Ein eigener Fernseher im Zimmer Ihres Kindes führt dazu, dass Ihr Kind im Durchschnitt doppelt so viel fernsieht wie ohne diesen Fernseher. Und mehr als die Hälfte aller deutschen Schüler über 12 Jahre haben mittlerweile einen eigenen Fernseher auf dem Zimmer! Ein Fernseher pro Haushalt reicht völlig aus!

Bewegung zulassen und fördern

Mit ihrem instinktiven Drang nach Bewegung sind gerade junge Kinder der Inbegriff von Bewegungsfreude. In der Bewegung drücken sie ihre Gefühle aus, und Bewegung begleitet ihre Sprache. Wo immer möglich, rennen, klettern, hüpfen sie. Lassen Sie diesen Bewegungsdrang zu und fördern Sie ihn durch eine entsprechend anregende Umwelt (z. B. Hüpfkissen im Spielzimmer, Toben an geeigneten Orten erlauben).

Schaffen Sie gute Voraussetzungen, damit sich Ihr Kind beim freien Spiel auch wohlfühlt und austoben kann. Funktionale Kleidung ist ein Muss! In einer teuren Designerjeans, die nicht schmutzig werden darf, oder in Schuhen, in denen man nicht rennen kann, lässt sich schwerlich unbefangen spielen.

Gerade wenn Kinder ihre Freunde zu Besuch haben, steigt häufig der Aktivitätsdrang. Helfen Sie doch ggf. mit einigen Ideen für Bewegungsspiele nach. Trauen Sie sich, mitzumachen, und Sie werden feststellen, wie viel Spaß Bewegung macht! Bewegungsspiele fördern neben der Beweglichkeit auch die Koordination, die Körperwahrnehmung, die Geschicklichkeit, Konzentration, das Reaktionsvermögen, Kooperation, Kommunikation sowie Kontaktfähigkeit. Alle im Folgenden vorgestellten Spiele können ohne großen Aufwand und nur mit wenigen, kostengünstigen Materialien im Alltag umgesetzt werden. Sie eignen sich daher zur aktiven Freizeitgestaltung und auch zur Gestaltung von Festivitäten wie Kindergeburtstagen.

> **Praxistipp**
>
> Probieren Sie doch einmal aus, wie viel Spaß ein aktiver Kindergeburtstag mit Bewegungsspielen (vgl. Tabelle 12) Ihnen und Ihren Kindern machen kann, statt eines Kino- und Fast-Food-Restaurantbesuchs!

Bewegungsspiele für den Alltag

In Tabelle 12 sind einige Bewegungsspiele aufgelistet, die sich gut im Alltag umsetzen lassen.

Tabelle 12: Bewegungsspiele

Blinzeln (Dauer: 15–20 Minuten)	Die Hälfte der Spieler sitzt auf Stühlen im Kreis. Ein Stuhl bleibt leer. Hinter jedem Stuhl steht ein Mitspieler, die Hände auf dem Rücken. Der Spieler hinter dem leeren Stuhl blinzelt einem Sitzenden zu; dieser versucht aufzuspringen und sich auf den leeren Stuhl zu setzen. Sein Hintermann soll das jedoch verhindern. Gelingt dies, muss der Angeblinzelte wieder auf seinem alten Stuhl Platz nehmen. Erreicht er jedoch den leeren Stuhl, stellt er sich dahinter, während sich der betreffende Hintermann auf den Stuhl setzt. Der Hintermann des leeren Stuhls setzt das Spiel mit Blinzeln fort.
Affenfangspiel (Dauer: 15 Minuten)	Die Teilnehmer stehen nebeneinander auf einer Linie. Der „Affe" steht mit einigen Metern Abstand vor der Gruppe. Er macht irgendwelche Bewegungen und Geräusche vor, die alle anderen nachmachen. Wenn der Affe mit seinen Händen auf den Boden klatscht, dreht sich die Gruppe schnell um und läuft in die andere Richtung, da der Affe versucht, die wegrennenden Personen zu fangen. Wer gefangen wird, wird zum neuen „Affen".
Gefängnislauf (Dauer: 20 Minuten)	Mit Kreide wird ein großes rechteckiges Spielfeld aufgemalt. In die Mitte wird ein Quadrat gezeichnet. Das ist das Gefängnis. Dort sitzen 2 Kinder (Ganoven), die von ihrer Bande befreit werden sollen. Ein Kind (Polizist) patrouilliert, und die anderen Kinder (Bandenmitglieder) versuchen die Gefangenen durch Antippen zu befreien. Erwischt sie der Polizist, werden sie ebenfalls eingelocht.
Möhrenziehen (Dauer: 15 Minuten)	Ein Kind ist der Gärtner, und die anderen sind die Möhren. Die Möhren halten sich auf dem Bauch liegend an den Händen fest. Der Gärtner ergreift die Möhren an den Fußgelenken und zieht solange, bis sich die Möhre von den anderen gelöst hat. Die entstandene Lücke kann sofort von den Möhren geschlossen werden. Gezogene Möhren werden zum Gärtner.

Tabelle 12: Bewegungsspiele (Fortsetzung)

Schlangenfangen (Dauer: 15 Minuten)	Die Gruppe bildet zwei oder mehrere Menschenschlangen, die sich jeweils an den Hüften festhalten. Das erste Kind ist jeweils der Fänger der letzten Kinder der anderen Schlangen. Dieser wird nach dem Abschlagen erster der anderen Schlange. So wachsen und schrumpfen ständig die Schlangen.
Bewegungskreis (beliebige Dauer)	Alle Teilnehmer stellen sich zu einem Kreis zusammen. Wenn die Musik ertönt, macht ein vorher bestimmtes Kind eine Bewegung vor, die die anderen für die Dauer der Musik imitieren. Dann ist das nächste Kind im Kreis der „Vorturner".
Feuer – Wasser – Sturm – Luft – Erde (Dauer: 15 Minuten)	Die Kinder laufen in der Halle umher. Ein Kind ruft „Sturm", und alle Kinder müssen sich schnell irgendwo festhalten. Wer sich zuletzt festhält, ruft als nächstes den Befehl aus. Bei „Feuer" müssen alle schnell zum Fenster rennen, bei „Erde" müssen sich alle schnell auf den Boden legen, bei „Wasser" auf Zehenspitzen stellen, bei „Luft" so hoch wie möglich springen. Es können natürlich auch neue Befehle und Bewegungen „erfunden" werden.
Atomspiel (Dauer: 15 Minuten)	Alle Kinder laufen kreuz und quer durch die Halle. Ein Kind ruft laut „Atom 5", und es müssen sich je 5 Kinder zusammenfinden. Die Zahl der Atome ist variabel. Nach dem Zusammenfinden wird sich wieder kreuz und quer bewegt, bis das nächste Kind eine neue Atomzahl ruft.
Spaß-Olympiade (Dauer: 30–60 Minuten)	An Materialien benötigen Sie hierfür beispielsweise Säcke, Schnüre, hart gekochte Eier, Löffel, Wassereimer, Bettlaken, Sand, Luftballons, Seife usw. Verschiedene Stationen sind Dreibeinlauf zu zweit, Sackhüpfen, Eierlaufen, Kleiderstaffeln (z. B. mit Gummistiefel und Regenmantel 2 Wassereimer tragen), Sandsäckchenweitwurf mit Bettlaken zu zweit, Kugelstoßen mit Luftballons, Schneerutschbahn (Plastikplane mit Schmierseife) usw. Vergessen Sie die Siegerehrung mit Preisvergabe nicht.
Zeitungstanz (Dauer: 15 Minuten)	Je zwei Kinder tanzen zu beliebiger Musik auf einem Bogen Zeitungspapier. Sie dürfen nicht neben den Bogen treten, sonst scheiden sie aus. Nach kurzer Zeit wird die Musik angehalten, und die Kinder müssen das Zeitungspapier einmal falten. Weiter geht's, und nach kurzer Zeit wird die Musik erneut angehalten, die Zeitung nochmals gefaltet usw.

Tabelle 12: Bewegungsspiele (Fortsetzung)

Ballon-Weitergabe (Dauer: 15–20 Minuten)	Ein Kind hält einen Luftballon zwischen Kinn und Brust. Ohne Zuhilfenahme seiner Hände soll es ihn an ein weiteres Kind weitergeben, das ihn ebenfalls ohne Hände mit Kinn und Brust annehmen und an ein drittes Kind weitergeben soll usw.
Eisenbahnstaffel (Dauer: 30 Minuten)	Zwei Gruppen stehen hintereinander an der Startposition. Der erste Läufer saust los, umrundet ein „Ziel", läuft zurück und „hängt" sich an die Schulter des Zweiten in der Reihe. Beide laufen wieder los, holen sich den Dritten usw. Die Lok, die zuerst mit allen Waggons ins Ziel kommt, ist Sieger.
Federn rupfen (15 Minuten)	Zwei bis vier Kinder sind Fänger und bekommen mehrere Wäscheklammern, die sie sich an die Kleidung klemmen. Erreichen sie eines der weglaufenden Kinder, dürfen sie diesem eine Klammer anstecken. Sieger ist der, der zuerst alle Klammern losgeworden ist.
Komm mit – Lauf weg (Dauer: 15 Minuten)	Die Kinder stehen im Kreis. Ein Kind läuft außen herum und tippt irgendwann ein anderes Kind an. Sagt es „komm mit", laufen alle beide in die gleiche Richtung. Sagt es „Lauf weg", laufen beide in entgegengesetzter Richtung. Ziel ist es, den freigewordenen Platz nach Umrundung der Gruppe zu ergattern.
Spiegeln (beliebige Dauer)	Die Kinder tanzen paarweise zu beliebiger Musik miteinander. Der Abstand zwischen den beiden Tanzpartnern beträgt circa einen Meter. Einer macht die Bewegung vor, die der andere nachahmt. Der „Führer" kann somit den Partner durch den Raum bewegen. Später werden die Rollen getauscht. *Variation:* Ein „Vortänzer" macht Bewegungen vor, die die gesamte Gruppe, die im Kreis steht, nachahmt.
Obstsalat (Dauer: 15 Minuten)	Zunächst werden je nach Anzahl der Kinder Zettel mit Obstsorten in jeweils gleicher Menge beschriftet oder bemalt. Dann setzt sich die Gruppe zu einem Stuhlkreis zusammen. Ein Spieler stellt sich in die Mitte. Die Mitspieler ziehen jeder einen Zettel und nennen ihre Obstsorte. Jetzt ruft das Kind in der Mitte eine Obstsorte auf; die betroffenen Mitspieler müssen ihre Plätze tauschen. Der Spieler, der keinen Stuhl erwischt, geht in die Mitte und ruft wiederum eine Obstsorte auf. Beim Ruf „Obstsalat" tauschen alle Spieler die Plätze.

Tabelle 12: Bewegungsspiele (Fortsetzung)

Versteinern **(Dauer: 15–20 Minuten)**	Ein Fänger schlägt die anderen ab. Gefangene Kinder „versteinern" und bleiben mit gegrätschten Beinen stehen und warten auf ihre Befreiung. Kriecht ein Kind durch die gegrätschten Beine, ist der Versteinerte wieder frei. Sollten alle versteinert sein, hat der Fänger gewonnen, und das Spiel kann neu beginnen.
Fegefeuer **(Dauer: 10–15 Minuten)**	Jeder Mitspieler bekommt ein Tuch, das er am Körper ohne Knoten befestigen soll. Die Spieler sollen versuchen, den anderen Spielern die Tücher zu stehlen. Geht dabei ihr eigenes Tuch verloren, so scheiden sie aus.
Reise nach **Jerusalem** **(Dauer: 15–20 Minuten)**	Entsprechend der Anzahl der Mitspieler werden Stühle im Kreis aufgestellt, auf die sich die Kinder setzen. Beim Start der Musik stehen alle Kinder auf, und vom Spielleiter wird ein Stuhl aus dem Kreis herausgenommen. Dann schaltet der Spielleiter die Musik plötzlich ab, und alle Kinder müssen sich setzen. Das Kind ohne Stuhl scheidet aus, und eine neue Runde beginnt.

5 Sonstige Behandlungsmethoden

5.1 Diäten und was dahintersteckt

Wenn Erwachsene vom Abnehmen sprechen, meinen sie in der Regel die Durchführung einer Diät. Sogenannte „Wunder-Diäten" gibt es mehr als genug, von der „Nulldiät" über „EsDH" (Ess die Hälfte) bis hin zur „Schlemmerdiät". Abgesehen davon, dass Diäten aufgrund des Jo-Jo-Effektes (siehe Seite 15) kaum von dauerhaftem Erfolg gekrönt sein werden, können Diäten bei Kindern leichter als bei Erwachsenen z. T. irreparable Schäden hinterlassen. Kinder befinden sich noch im Wachstum, und ihr Körper ist auf bestimmte Nährstoffe (Vitamine, Spurenelemente, Eiweiß) angewiesen. Werden ihm diese durch eine Diät vorenthalten, besteht die Gefahr von Wachstums- und Entwicklungsstörungen. Ferner sind die Lebensmittel bei Diäten meist auch nicht kindgerecht. Das heißt, die Kinder müssen bei einer Diät viele unbekannte und unbeliebte Dinge essen in einer Zubereitungsart, die sie gar nicht mögen. Kinder erfahren dabei vor allem, dass vieles, was angeblich gesund sein soll, nicht schmeckt. Lieblingsspeisen des Kindes wie Nudeln erscheinen als ungesund, weil sie nicht mehr angeboten werden. Und da das Kind kein Mitspracherecht hat, wird sich auch kein Lernerfolg einstellen.

Gut zu wissen:

Erwachsenendiäten sind in der Regel für Kinder ungeeignet.

In Tabelle 13 stellen wir Ihnen 10 der bekanntesten Diäten vor und zeigen Ihnen, was es mit den Versprechungen der Anbieter tatsächlich auf sich hat.

Gut zu wissen:

Bei den meisten Diäten wird weit mehr versprochen, als sie tatsächlich halten. Oft sind die dahinterstehenden Theorien wissenschaftlicher Unsinn. Die anfänglichen Diäterfolge sind meist nur von kurzer Dauer. Die Diät ist oft so ausgefallen oder einseitig, dass sie nur kurze Zeit eingehalten wird und man nachher wieder zu den alten „dick"-machenden Ernährungsgewohnheiten zurückkehrt. Erfolg haben aber die Vermarkter solcher „Wunderdiäten", denn sie verdienen mit dem Verkauf ihrer Bücher oder Diätprodukte viel Geld!

Tabelle 13: Bekannte Diäten, ihre Versprechungen und was tatsächlich dahintersteckt

Name	Behauptungen	Tatsachen	Fazit
Null-Diät (Fasten)	– Der bewusste Verzicht auf alle Nahrungs- und Genussmittel ist gut für Körper, Geist und Seele. – Das Fasten entschlackt und entgiftet den Körper; überflüssige Fettreserven werden rasch abgebaut. – Durch den veränderten Stoffwechsel wird das Hungergefühl unterdrückt; das körperliche Abwehrsystem wird günstig beeinflusst.	– Unverwertbare Nahrungssubstanzen und Endprodukte des Stoffwechsels werden im Körper umgehend entgiftet und ausgeschieden. – Bei einer Nulldiät wird Muskeleiweiß abgebaut, was generell unerwünscht ist. – Nach der Fastenkur wird das verlorene Gewicht in der Regel wieder zugenommen (Jo-Jo-Effekt).	Null-Diäten sind zum dauerhaften Abnehmen auch für Erwachsene ungeeignet. Kinder sollen niemals hungern, da ansonsten nicht nur ihr Wachstum gefährdet ist.
Formula-Diäten	– Der Ersatz einzelner Mahlzeiten durch ein Instant-Pulver (z. B. „Herbalife") mit einer festen Kalorienmenge führt zu einer raschen Gewichtsabnahme. – Mit einem speziellem Formula-Programm („Optifast 52") können extrem adipöse Erwachsene auch langfristig abnehmen. – Zusätzliche Nahrungsergänzungsmittel, wie Kräuterextrakte und Vitamintabletten, tragen zur Gewichtsabnahme bei.	– Formula- Diäten sind für Erwachsene gedacht. Für sie gelten bestimmte Vorschriften für den Kalorien- und Nährstoffgehalt. Dennoch sollten sie unter *ärztlicher Kontrolle* eingesetzt werden, um eine ausreichende Nährstoffzufuhr zu gewährleisten. – Der Einsatz von Formula-Diäten allein verändert nicht, wie gewünscht, das Ernährungs- und Essverhalten. – Nahrungsergänzungsmittel sind bei einer ausgewogenen Ernährung überflüssig.	Für manche extrem adipöse Erwachsene kann der Einsatz spezieller Formula-Diäten das Abnehmen anfänglich erleichtern. Für Kinder und Jugendliche sind diese nicht geeignet.

Tabelle 13: Bekannte Diäten, ihre Versprechungen und was tatsächlich dahintersteckt (Fortsetzung)

Name	Behauptungen	Tatsachen	Fazit
Monodiäten	– Durch den ausschließlichen Verzehr eines einzigen Lebensmittels (z. B. Ananas-, Kohlsuppen- oder Eier-Diät) können Gewichtsverluste von 10 Pfund in einer Woche erreicht werden. – Bestimmte Inhaltsstoffe der Lebensmittel (z. B. das „Ananas-Enzym") können den Fettabbau fördern.	– Eine Gewichtsabnahme von 10 Pfund in einer Woche ist unrealistisch. – Ein anfänglicher rascher Gewichtsverlust entsteht durch einen hohen Wasserverlust und Abbau von Muskeleiweiß, ohne dass wie erwünscht Körperfett abgebaut wird. – Eine erhöhte Fettverbrennung aufgrund bestimmter Lebensmittelinhaltsstoffe ist wissenschaftlich nicht begründet. – Bei extrem einseitiger Ernährung kommen manche Nährstoffe, z. B. Vitamine, zu kurz, andere, wie z. B. Cholesterin bei einer Eierdiät, werden überreichlich aufgenommen. – Die einseitige Lebensmittelauswahl kann zu Heißhungerattacken führen, die eine erneute Gewichtszunahme verstärken.	Zum dauerhaften Abnehmen generell ungeeignet. Für Kinder mit ihrem wachstumsbedingten hohen Nährstoffbedarf viel zu einseitig!
Trennkost	– Eiweiße und Kohlenhydrate können nicht gleichzeitig im Körper verdaut werden. – Bei der heutigen Ernährung mit viel industriell hergestellten Lebensmitteln sammeln sich im Körper Schlacken und Giftstoffe an und übersäuern den Organismus, der dadurch krank wird. – Bei Trennkost kann man auf natürliche Weise abnehmen.	– Der Körper ist sehr wohl dazu ausgestattet, Eiweiße und Kohlenhydrate gleichzeitig im Darm aufzuspalten und in den Körperkreislauf aufzunehmen. – Es gibt keinen Beweis für eine Übersäuerung des Körpers durch bestimmte Lebensmittel. – Dass man bei dem empfohlenen hohen Verzehr von möglichst naturbelassenen Lebensmitteln, d. h. vor allem Obst und Gemüse, automatisch wenig Kalorien aufnimmt, ist richtig.	Die Theorie ist wissenschaftlich nicht haltbar. Der empfohlene hohe Verzehr von Obst und Gemüse erleichtert die Begrenzung der Kalorienzufuhr, wichtige Lebensmittel für Kinder wie Milch kommen aber zu kurz.

Fit for Life	– Verarbeitete Lebensmittel wie Gekochtes und Gebackenes kann der Körper nicht verdauen, die im Körper verbleibenden Rückstände machen krank. Milch und Fleisch sind für den Menschen ungeeignet. – Der Körper kann nur zu bestimmten Tageszeiten Nahrung aufnehmen, verdauen, verwerten oder ausscheiden; hält man diesen Rhythmus ein, nimmt man in kürzester Zeit 8–12 Kilo ab.	– Der Körper kann auch verarbeitete Lebensmittel verdauen, manche Lebensmittel, z. B. Getreideprodukte, sogar leichter als unverarbeitete. – Der Körper kann jederzeit alle Lebensmittel verdauen und verwerten. Schlankwerden durch Beschränkung des Essens auf bestimmte Tageszeiten geht nicht.	Eine wissenschaftlich nicht haltbare, unpraktische Diät mit stark eingeschränkter Nahrungsauswahl.
Atkins-Diät	– Bei dieser Diät kann man abnehmen, ohne die Kalorienzufuhr einzuschränken. – Übergewicht entsteht durch eine Störung bei der Verwertung der Kohlenhydrate, es wird zu viel Insulin ausgeschüttet, das die nicht verwerteten Kohlenhydrate in Körperfett umwandelt. – Bei extrem kohlenhydratarmer Kost, bei der nur noch wenig Insulin gebildet wird, setzt im Körper eine Fettschmelze ein.	– Die Theorie der Fettschmelze ist wissenschaftlich nicht nachvollziehbar. – Bei dieser Diät werden viel tierische Lebensmittel verzehrt, z. B. Fleisch und Eier, die viel gesättigte Fettsäuren und Cholesterin enthalten. Diese beeinflussen die Blutfette auch schon bei Kindern und Jugendlichen negativ und erhöhen das Risiko für spätere Herz-Kreislauf-Krankheiten. – Der geringe Verzehr von pflanzlichen Lebensmitteln, z. B. Getreideprodukten und Obst, gefährdet die ausreichende Versorgung mit Vitaminen und Mineralstoffen. Die Ballaststoffzufuhr ist zu gering mit der Folge von Verdauungsproblemen und erhöhtem Risiko für Darmkrebs.	Eine wissenschaftlich nicht haltbare Diät. Langzeiterfolge bei der Gewichtsreduktion fehlen. Für Kinder ist sie zusätzlich riskant wegen der einseitigen Lebensmittelauswahl.

Tabelle 13: Bekannte Diäten, ihre Versprechungen und was tatsächlich dahintersteckt (Fortsetzung)

Name	Behauptungen	Tatsachen	Fazit
Glyx-Diät Glyx ist die Kurzform für Glykämischer Index, so heißt die blutzuckersteigernde Wirkung eines Lebensmittels infolge der Art und Höhe der enthaltenen Kohlenhydrate.	– Der Verzehr von Lebensmitteln mit einem hohen Glyx führt zu einem starken Blutzuckeranstieg, es wird rasch viel Insulin ausgeschüttet, das den Zucker in die Zellen befördert. Der Körper reagiert mit erneutem Hunger. – Der Verzehr von Lebensmitteln mit einem niedrigen Glyx führt zu einem langsameren Anstieg des Blutzuckerspiegels und somit zu einer länger anhaltenden Sättigung bei gleich hoher Kalorienaufnahme. – Ein erhöhter Insulinspiegel fördert die Fettspeicherung.	– Die Behauptungen sind grundsätzlich richtig. – Bei einer Ernährung mit viel Vollkornprodukten, Gemüse und Obst ist der Kaloriengehalt automatisch gering und man ist satt. Daher kann man damit auch abnehmen, ohne den Glyx zu beachten. – Richtet man sich ausschließlich nach dem Glyx, verzehrt aber unbegrenzt weiter fettreiche Lebensmittel mit vielen Kalorien, nimmt man nicht ab.	Eine unpraktische Diät, die spezielle Glyx-Tabellen erfordert. Sie bietet keine Vorteile gegenüber einer Kost mit viel Vollkornprodukten, Obst und Gemüse wie der von uns empfohlenen optimierten Mischkost OptimiX.
Brigitte-Diät	– Bei abwechslungsreicher, fettarmer Mischkost mit viel Obst und Gemüse und rund 1.200 Kalorien am Tag, verteilt auf fünf Mahlzeiten, kann ein Gewichtsverlust von ca. 1 Pfund pro Woche erreicht werden.	– Aus ernährungswissenschaftlicher Sicht nicht zu beanstanden. – Rezepte und praktische Anleitungen erleichtern die Kalorienreduktion.	Für Erwachsene eine akzeptable Kost. Für Kinder ist die Kalorienreglementierung nicht empfehlenswert.

Gute-Laune-Diät	– Mit fettarmer, kohlenhydratreicher Ernährung mit reichlich Obst und Gemüse, flexibler Esskontrolle und regelmäßiger Bewegung wird eine langsame Gewichtsabnahme gefördert.	– Langfristig ausgewogene Ernährung ohne starre Regeln und Verbote.	Eine praktische und vernünftige Diät für Erwachsene. Diätpläne sind für Kinder aber nicht geeignet.
Weight-Watchers	– Durch das Zählen von bestimmten Points für den Fett- und Kaloriengehalt der Kost kann auf strenges Kalorienzählen verzichtet werden. – Gegenseitige Unterstützung in einer Gruppe in einem zunächst auf 12 Wochen ausgelegten Programm wirkt motivierend.	– Ein gut durchdachtes, ernährungswissenschaftlich vernünftiges Konzept. – Points-sparende Rezepte und Ratschläge für mehr Bewegung im Alltag erleichtern das Abnehmen.	Ein praktisches und vernünftiges Konzept für Erwachsene. Es bietet jedoch keine Vorteile gegenüber den Empfehlungen in unserem Ratgeber.

5.2 Welche alternativen Behandlungs- möglichkeiten gibt es?

Sicher haben Sie auch schon von Medikamenten, Operationen wie einer Magenverkleinerung und professionellen Therapieprogrammen gehört, mit denen Übergewicht behandelt werden kann. Wir möchten Ihnen nun im Folgenden kurz Hilfestellung geben, ob diese etwas für Kinder sein könnten.

Medikamente

Alle Medikamente zur Gewichtsreduktion haben nur einen geringen Effekt, und die Wirkung ist immer nur auf die Zeit der Einnahme beschränkt. Zudem haben sie eine Vielzahl von z. T. unangenehmen Wirkungen. Sie sind daher für das Kindesalter nicht zugelassen. Problematisch ist auch, dass kein Lerneffekt bezüglich eines gesunden Verhaltens erreicht wird.

Magenverkleinerung

Magenverkleinerungen, z. B. mit einem Band, welches um den Mageneingang gelegt wird (sogenanntes Gastric-banding), haben einen guten langfristigen Effekt auf das Körpergewicht Übergewichtiger. Noch ein besserer langfristiger Erfolg zur Gewichtsreduktion findet sich bei Operationen, bei denen Teile des Magens und Dünndarms entfernt werden. Die verschiedenen Operationsverfahren haben jedoch alle erhebliche Nebenwirkungen. Das Speiseröhrenkrebsrisiko ist z. B. beim Gastric-banding erhöht. Zudem muss nach der Operation das Essverhalten komplett umgestellt werden. Gerade beim Gastric-banding dürfen nur noch sehr kleine Portionen verzehrt werden, und der Genuss von Getränken mit Kohlensäure ist nicht mehr ohne Schmerzen möglich. Ein weiteres Problem der anderen oprativen Methode ist, dass der Eingriff nicht mehr rückgängig gemacht werden kann. Insgesamt kommen operative Verfahren allenfalls bei extremst übergewichtigen Jugendlichen als Methode der letzten Wahl in Frage. Aber auch dann sollte dieses Verfahren in Kombination mit einem professionellen Therapieprogramm und einer Verhaltenstherapie erfolgen, um auch eine Veränderung des Gesundheitsverhaltens zu erzielen.

Adipositasschulungsprogramme

Diese stellen eine gute Möglichkeit dar, Übergewicht bei Kindern und Jugendlichen zu reduzieren. Allerdings müssen die Kinder hierzu motiviert sein. Bei Folgeerkrankungen des Übergewichts oder extremem Übergewicht übernehmen gelegentlich die Krankenkassen zumindest zu Teilen die Kosten eines evaluierten (d. h. die Wirksamkeit ist nachgewiesen) Therapieprogramms. Es lohnt sich, hier nachzufragen.

Gut zu wissen:

Eine Auswahl von professionellen und zertifizierten Therapieangeboten in Deutschland findet sich im Internet unter: www.a-g-a.de

---

Woran kann man ein gutes Schulungsprogramm erkennen?

Ein gutes Schulungsprogramm wird langfristig, das heißt über mehrere Monate, angeboten und wird von einem multiprofessionellen Team durchgeführt. Kinderarzt, Psychologe, Ernährungsfachkraft und Sporttherapeut sollten zusammenarbeiten. Auch sollten Sie als Eltern maßgeblich in die Behandlung integriert sein. Wenn Evaluationsdaten, das heißt Daten zu Erfolgen nach Ende der Schulung sowie im weiteren Verlauf vorliegen, spricht dies für die Qualität des angebotenen Programms.

Adipositasschulungsprogramm „Obeldicks"

Ein Beispiel für ein erfolgreiches, multidisziplinäres Schulungsprogramm für übergewichtige Kinder stellt die Adipositasschulung „OBELDICKS" dar, welche mit dem 1. Preis des Gesundheitspreises 2000 des Landes Nordrhein-Westfalen ausgezeichnet wurde. Dieses Programm wurde in der Vestischen Kinder- und Jugendklinik Datteln in Kooperation mit dem Forschungsinstitut für Kinderernährung in Dortmund (FKE) entwickelt und wird von allen gesetzlichen Krankenkassen der Region finanziert. Aus den Erfahrungen in diesem Programm ist dieser Ratgeber entstanden.

Bausteine der Schulung sind eine kindgerechte Bewegungs-, Ernährungs- und Verhaltenstherapie einschließlich einer individuellen Betreuung von Kind und Familie. Die Schulung wird von einem interdisziplinären Team aus Kinderärzten, Diätassistenten/Ökotrophologen, Psychologen und Motopäden (speziellen Sporttherapeuten) gestaltet.

Die Kinder werden in der Schulung nach Geschlecht und Alter (Altersgruppen: 8 bis 10, 11 bis 14 Jahre) aufgeteilt. Die Gruppengröße beträgt 6 bis 8 Kinder. Die Schulung wird über ein Jahr durchgeführt, gegliedert in mehrere Phasen (vgl. Abbildung 8). Die Bewegungstherapie in Form der Psychomotorik wird über das gesamte Jahr einmal pro Woche angeboten. In der 1. Phase (Intensivphase) über 3 Monate finden der Ernährungskurs und der (Ess-)Verhaltenskurs für die Kinder sowie der Elternkurs statt. In der 2. Phase (Etablierungsphase) über 6 Monate werden den Familien neben den Elterngesprächskreisen 6 individuelle Familiengespräche angeboten. Bei krisenhaften Situationen, z. B. bei einer Gewichtszunahme, können zusätzliche Gespräche in der dritten Phase des Programms (betreute Entlassung in den Alltag) vereinbart werden.

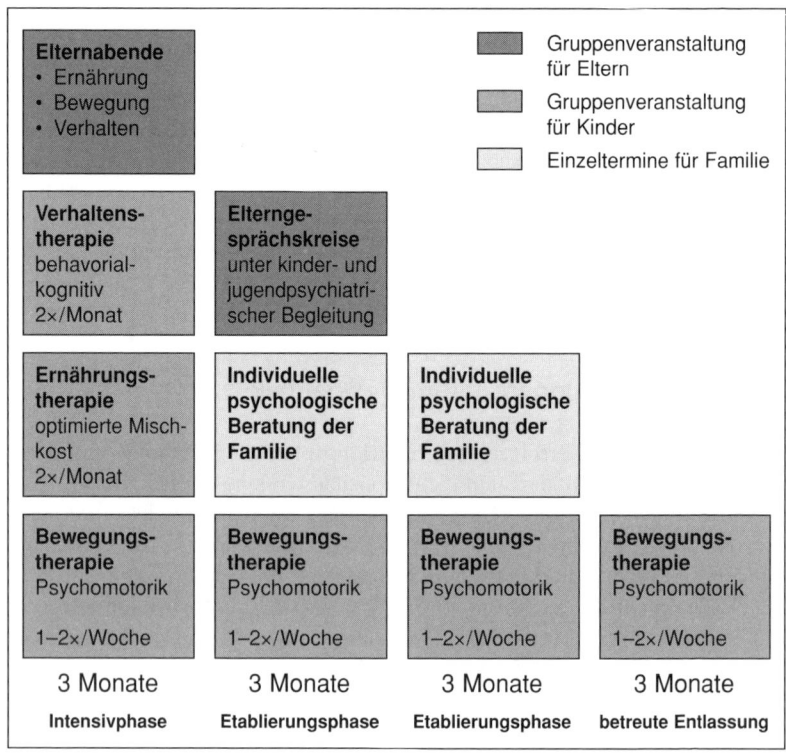

Abbildung 8: Ablauf des ambulanten Therapieprogramms „Obeldicks"

Während und nach Teilnahme an der einjährigen Schulung steht den Kindern und ihren Familien ein Netzwerk aus Adipositassportgruppen und Elternselbsthilfegruppen zur Verfügung. Die Weiterbetreuung nach der Schulung erfolgt durch den Haus-/Kinderarzt in enger Zusammenarbeit mit der Adipositasambulanz der Kinderklinik.

Das Schulungskonzept ist bisher bei über 1.000 Kindern evaluiert worden und zeigt nachhaltigen Erfolg: Die Erfolgsquote (d. h. Reduktion des Übergewichts) der Schulung nach der „Intention-to-treat"-Analyse[2] liegt bei 79 %. Vier Jahre nach Schulungsende war die Reduktion des Übergewichts fast genauso groß wie am Ende der Schulung. Der Anteil der Kinder mit Bluthochdruck und Fettstoffwechselstörungen nahm deutlich ab, ohne dass Nebenwirkungen auftraten.

Über den Nutzen einer Kur

Einige Eltern haben die Erwartung oder Hoffnung, dass Ihr Kind in eine meist 4 bis 6 Wochen dauernde Kur verschickt wird, um dort sicher und angemessen abzuspecken. Gelegentlich übernehmen Krankenkassen oder Rentenversicherungsträger die Kosten für eine solche Rehabilitation. Im Zusammensein mit anderen „Leidensgenossen" erlebt das Kind, dass es mit seinen Problemen nicht allein ist. Und es bietet sich die Gelegenheit, relativ rasch zu spüren, wie es sich anfühlt, weniger zu wiegen. Außerdem lernen die Kinder in kurzer Zeit viel über Ernährung und können im geschützten Rahmen (neue) Bewegungserfahrungen machen.

Die Erfahrung zeigt, dass die Kinder in dieser Zeit zwar in der Regel deutlich abnehmen (etwa 6 kg), die überwiegende Zahl aber ihr ursprüngliches Gewicht in ihrer gewohnten Umgebung rasch wieder erreicht und nicht selten sogar übertrifft. Dies wird vor allem dann auftreten, wenn im Umfeld des Kindes und im Verhalten des Kindes keine Veränderungen zu verzeichnen sind. Kurzfristige Kurmaßnahmen können daher nur im Rahmen eines vorhandenen ambulanten Behandlungskonzeptes sinnvoll sein. Daher ist es entscheidend, eine Nachbetreuung nach der Kur frühzeitig zu organisieren. Sprechen Sie hierzu ihren Kinderarzt an.

Gut zu wissen:

Eine dauerhafte Gewichtsabnahme durch eine Kur ist ohne Veränderung in der unmittelbaren Lebensumgebung des Kindes nicht möglich.

---

[2] Intention to treat: Alle Abbrecher werden als nicht erfolgreich gewertet.

6 Folgen von Übergewicht

Zum Abschluss dieses Ratgebers beschreiben wir, unter welchen zahlreichen Folgeerscheinungen übergewichtige Kinder leiden oder leiden werden. Diese werden von uns keinesfalls vorgestellt, um Ihnen Angst zu machen. Denn so umfangreich und lebensbeeinflussend diese auch sind, sie treten nur dann auf, wenn das Übergewicht bei Ihrem Kind bestehen bleibt oder sich vermehrt. Gelingt es Ihnen und Ihrer Familie, das Übergewicht Ihres Kindes zu reduzieren, besteht kein Anlass zur Sorge. Dies ist eine wirklich positive Nachricht, denn welche anderen Erkrankungen können Sie so gut beeinflussen?

6.1 Was sind die medizinischen Folgen?

Übergewicht ist keineswegs nur ein kosmetisches Problem, sondern stellt die zurzeit bedeutendste Volkskrankheit unserer Gesellschaft dar. Die Folgeerkrankungen des Übergewichts belasten unser Gesundheitssystem jährlich mit mehreren Milliarden Euro. In vielen Untersuchungen an Erwachsenen ist eindeutig ein Zusammenhang von Übergewicht und Erkrankungen wie Diabetes mellitus (Zuckerkrankheit), Herz-Kreislauf-Erkrankungen (Schlaganfall, Herzinfarkt, Bluthochdruck) und Fettstoffwechselstörungen belegt. Auch das Krebsrisiko ist bei Übergewichtigen deutlich erhöht (Brustkrebs, Gebärmutterhalskrebs, Darmkrebs, Prostatakrebs). Je früher das Übergewicht im Kindesalter beginnt, desto höher ist die Häufigkeit von Folgeerkrankungen und desto größer ist das Risiko, als Erwachsener frühzeitig zu versterben.

> **Gut zu wissen:**
>
> Wir wissen heute, dass jeder Zweite von uns an den Folgen von Herzkreislauferkrankungen und jeder Vierte an einem Tumor versterben wird. Übergewicht ist dabei ein entscheidender Risikofaktor. Entscheidend sind das Ausmaß und die Dauer des Übergewichts, aber auch eine erbliche Belastung.

Finden sich medizinische Folgeerkrankungen auch schon bei Kindern?

Rund ein Drittel der übergewichtigen Kinder zeigen erhöhte Blutdruckwerte und ein Viertel Fettstoffwechselstörungen. Arteriosklerotische Veränderungen (= Verkalkung der Blutgefäße bis hin zur Verstopfung der Gefäße) konnten bereits in den Gefäßen übergewichtiger Jugendlicher nachgewiesen werden. Mittlerweile wurde der Altersdiabetes (= Zuckerkrankheit, Diabetes mellitus Typ 2) auch schon bei adipösen Jugendlichen beobachtet. Weitere Folgeerkrankungen des Übergewichts, die sich auch bei Kindern finden, sind Gelenkverschleiß (Arthrose) und Gelenkfehlstellungen (X-Beine, Plattfüße), eine Verfettung der Leber, die bis zum Leberversagen führen kann, und Zyklusstörungen bei Mädchen, die mit einer männlichen Behaarung und späteren Unfruchtbarkeit einhergehen (polyzystisches Ovarsyndrom).

Gut zu wissen:

Jedes übergewichtige Kind und jeder übergewichtige Jugendliche sollte einem Kinderarzt vorgestellt werden, damit dieser Folgeerkrankungen feststellen und ggf. behandeln kann. Fast alle Folgeerkrankungen des Übergewichts sind zunächst nicht spürbar (Bluthochdruck, Fettstoffwechselstörungen, Zuckerkrankheit)!

6.2 Was sind die psychosozialen Folgen?

Ganz zentral sind die sozialen und psychischen Probleme, denen übergewichtige Kinder ausgesetzt sind. Denn übergewichtige Kinder werden leicht zu Außenseitern in unserer Gesellschaft. Viele übergewichtige Kinder leiden unter Hänseleien. Man hält sie für träge, faul, einsam und ängstlich. Sie werden belächelt, verspottet, abgelehnt und zum Teil ausgeschlossen. Gerade in der wichtigen Phase der Pubertät beeinträchtigt ein erhebliches Übergewicht die sozialen Kontakte und Interessen der Jugendlichen. Dies alles kann der Nährboden für psychische Störungen sein. Besonders nachteilig wirkt sich die Beeinträchtigung des Selbstwertgefühls auf.

Entwicklung des Selbstwertgefühls

Das Selbstwertgefühl von Kindern ist eng mit dem Bild von ihrem eigenen Körper verbunden. Im Vergleich mit anderen Jugendlichen, insbesondere im Vergleich mit Idealen aus der Werbung, schneiden Übergewichtige sehr schlecht ab. Ihr Körperbild ist überwiegend negativ, oft mit Gefühlen von Verzweiflung, Trauer, Enttäuschung und Schamgefühlen verbunden. Die Erfahrungen mit der Umwelt (Spott, Hohn, Hänseleien, Misserfolge beim Sport sowie häufig Isolation von den Altersgenossen) vertiefen diese Gefühle.

In unserer Gesellschaft kommt dem Aussehen ein sehr hoher Stellenwert zu. Gerade in der Pubertät ist das Aussehen für den Einzelnen von zentraler Bedeutung. Übergewichtige Kinder neigen dazu, ihren Körper zu verbergen, sie vermeiden Situationen, in denen sie sich entkleiden müssen. Sie gehen nicht mehr zum Schwimmen, meiden Umkleidesituationen im Sportunterricht oder verstecken ihren Körper in weiter, sackartiger Kleidung. Bereits Kindergartenkinder scheinen ein negatives Bild adipöser Personen verinnerlicht zu haben. Zeigt man Kindern Bilder von normalgewichtigen und übergewichtigen sowie behinderten Kindern, so beurteilen sie die übergewichtigen als am unbeliebtesten und wären am wenigsten gerne mit ihnen befreundet. Zudem wird in unserer Gesellschaft gerne vom Aussehen auf das Verhalten geschlossen. Übergewicht wird so unzutreffenderweise als das Ergebnis von Bequemlichkeit und mangelnder Willenskraft angesehen.

Wahrnehmung des eigenen Körpers

Viele übergewichtige Kinder erleben ihren Körper gar nicht intensiv, allein weil sie schon sportlich gehandicapt sind. Sie leiden an psychomotorischen Defiziten. Sie können nicht mehr auf einem Bein hüpfen, nicht balancieren, beim Schulsport nicht mithalten usw. Durch diese Defizite entwickeln die Kinder kein adäquates Gefühl für ihren eigenen Körper. Die Überforderungssituationen und Misserfolgserlebnisse beim Schulsport führen zu einem tiefsitzenden Misstrauen in die eigene Fähigkeit zur Körperbeherrschung. Die so entstandene Bewegungshemmung und -vermeidung hat häufig eine gleichzeitige Reduzierung des Selbstbewusstseins zur Folge. Infolge dieser Defizite sind auch die geistige und seelische Entwicklung behindert. Denn die körperliche, motorische und intellektuelle wie auch soziale Entfaltung von Kindern sind untrennbar miteinander verzahnt.

Sozialverhalten

Das Selbstwertgefühl eines Menschen beeinflusst maßgeblich sein Verhalten. Je negativer das Selbstwertgefühl einer Person ist, umso weniger wird sie sich zutrauen. Aus Angst vor Zurückweisung ziehen sich einige übergewichtige Jugendliche zurück. Sie reagieren depressiv oder gereizt. Manche geraten in einen Teufelskreis von Essen und Rückzug. Manche Jugendliche, vornehmlich Mädchen, öffnen sich, um Zuneigung zu gewinnen, sehr stark und lassen sich früh auf sexuelle Kontakte ein. Wieder andere, vornehmlich Jungen, reagieren aggressiv und versuchen, anderen Angst und Schrecken einzujagen, um ihr geringes Selbstwertgefühl zu kompensieren. Andere wiederum spielen die Rolle des Clowns oder stellen sich auf ungewöhnliche Weise dar. So unterschiedlich die Strategien sein mögen, mit denen übergewichtige Kinder ihr angeschlagenes Selbstwertgefühl „reparieren" wollen, meist sind sie sehr aufwändig und helfen nicht dauerhaft weiter. Einige Strategien können zudem zu neuen Problemen führen.

Gut zu wissen:

Übergewichtige Kinder leiden vor allem unter ihrem geringen Selbstwertgefühl und können häufig kein adäquates Körpergefühl aufbauen. Dies kann zu Störungen im Sozialverhalten führen.

Rund ein Fünftel aller übergewichtigen Kinder ist ängstlich, depressiv und hat soziale Probleme. Mögliche Hinweise auf ernsthafte psychische Störungen als Folge des Übergewichts, die von Fachkräften behandelt werden sollten, sind in der folgenden Liste zusammengefasst:

- Schlafstörungen, trauriger Gesichtsausdruck, sozialer Rückzug, nur negative selbstbezogene Gedanken
- Unkonzentriertheit, Unruhe, ausgeprägter Jähzorn
- Deutliches Vermeidungsverhalten von angstbesetzten Situationen, unsicherer Gesamteindruck, häufige Bauch- oder Kopfschmerzen
- Alpträume, erhöhte Schreckhaftigkeit, deutlicher Abfall schulischer Leistungen, Interessenverlust
- Stehlen, ständiges Nichtbeachten von Regeln, aggressive Verhaltensweisen, Schulschwänzen, Drogenmissbrauch

Sollten Sie diese Verhaltensweisen bei Ihrem Kind beobachten, suchen Sie Rat bei einem Fachmann wie Ihrem Kinderarzt, Kinderpsychiater und/oder Kinderpsychologen.

Ohne Behandlung der begleitenden psychosozialen Störungen wird es vermutlich schwierig, das Übergewichtsproblem zu lösen. Denn Alleinsein, Hänseleien, mangelndes Selbstvertrauen und Selbstbewusstsein können nicht nur zur einer psychischen Störung führen, sondern das Übergewicht auch noch weiter aufrechterhalten. Essen als lustbetonte Ersatzhandlung verstärkt das Ausmaß des Übergewichts noch weiter.

Im Jugendalter werden noch soziale und wirtschaftliche Benachteiligungen Übergewichtiger offenkundig: Übergewichtige Menschen haben eine schlechtere Schul- und Berufsausbildung, bekommen weniger Geld für ihre Arbeit, sind bei der Arbeitsplatzsuche Vorurteilen ausgesetzt und werden nicht selten respektlos behandelt. Adipöse Frauen finden seltener einen Partner. Dies alles kann zu weiteren psychischen Störungen führen.

All diese Folgeerkrankungen und Folgeerscheinungen des Übergewichts können Sie vermeiden und/oder lindern, wenn es Ihnen mit Hilfe dieses Ratgebers gelingt, das Übergewicht Ihres Kindes zu verringern. Holen Sie sich gegebenenfalls Hilfe bei Ihrem Kinderarzt und weiteren Fachleuten, vor allem, wenn ernsthafte Probleme vorliegen.

7 Rezepte

Die folgenden Rezepte sind für die ganze Familie gedacht – denn auf sich allein gestellt kann kein Kind abnehmen. Diese Rezepte haben sich in unserer Adipositasschulung „Obeldicks" bewährt. Sie zeigen Ihnen, wie Sie kalorienreiche Lebensmittel (roter Ampelbereich; in den Rezepten kursiv geschrieben) durch kalorienärmere Lebensmittel (gelber oder grüner Ampelbereich) ersetzen und dadurch Kalorien einsparen können. Die eingesparten Kalorien sind jeweils angegeben. Anfangs ist es hilfreich, eine Haushalts- oder Diätwaage zu verwenden, um ein Gespür für die Mengen zu bekommen. Viele der Rezepte können auch von Jugendlichen selbst zubereitet werden. Viel Freude beim Ausprobieren – und beim genussvollen gemeinsamen Essen!

7.1 Kalte Hauptmahlzeit: Das Frühstück

Bitte beachten Sie: Wenn nicht anders angegeben, beziehen sich die Mengenangaben auf eine Portion (EL = Esslöffel, TL = Teelöffel, TK = Tiefkühlkost).

Früchtemüsli

Zutaten: 1/2 Apfel oder Birne (60 g) • 1/4 Banane ohne Schale (30 g) • 3 EL Haferflocken (25 g) • 3 EL Joghurt natur 1,5 % Fett (60 g) – *anstatt Joghurt natur 3,5 % Fett* • 50 ml Orangensaft 100 % • 1 große Tasse fettarme Milch 1,5 % Fett (200 ml) – *anstatt Vollmilch 3,5 % Fett* • 1 TL Instantkakaopulver (5 g)

Zubereitung: Das Obst klein schneiden. Joghurt mit dem Orangensaft vermischen und das klein geschnittene Obst und die Haferflocken zugeben.

 Gelb statt Rot = 45 Kilokalorien eingespart!

Nuss-Müsli

Zutaten: 1 Apfelsine geschält (100 g) • 1/2 Banane ohne Schale (60 g) • 3 EL Haferflocken (25 g) • 2 EL Cornflakes (8 g) – *anstatt „Crunchy Nuts"* • 2 TL gehackte Nüsse (10 g) • 75 ml fettarme Milch 1,5 % Fett – *anstatt Vollmilch 3,5 % Fett*

Zubereitung: Das Obst klein schneiden. Die Milch mit Obst, Haferflocken, Cornflakes und den gehackten Nüssen vermischen.

 Gelb statt Rot = 20 Kilokalorien eingespart!

Knuspermüsli

Zutaten: 3 EL Haferflocken (25 g) • 1 Scheibe Vollkornknäckebrot (10 g) • 2 EL Cornflakes (8 g) – *anstatt „Clusters"* • 1 EL Rosinen (14 g) • $^1/_2$ Banane ohne Schale (60 g) • 1 TL Kokosraspel (5 g) • $^1/_2$ Becher Joghurt natur 1,5 % Fett (75 g) – *anstatt Joghurt natur 3,5 % Fett*

Zubereitung: Banane in Scheiben schneiden. Knäckebrot zerbröseln und gemeinsam mit den Haferflocken, Cornflakes, Rosinen und dem Joghurt über die Bananenscheiben geben. Kokosraspel über das Müsli streuen. Dazu gibt es 1 große Tasse Früchtetee, ohne Zucker (200 ml).

 Gelb statt Rot = 20 Kilokalorien eingespart!

Vollkorn-Obst-Schnitte

Zutaten: 2 Scheiben Vollkornbrot (90 g) • 1 TL Halbfettmargarine (5 g) – *anstatt Butter oder Margarine* • 2 TL Honig (20 g) – *anstatt Nuss-Nougat-Creme* • 1 Apfel (125 g)

Zubereitung: Brot mit Margarine und Honig bestreichen. Apfel mit Schale in dünne Spalten schneiden. Auf das Honigbrot legen oder dazu verzehren. Dazu gibt es 1 Tasse Malzkaffee (150 ml) mit 50 ml fettarmer Milch 1,5 % Fett – *anstatt Vollmilch 3,5 % Fett.*

 Gelb statt Rot = 70 Kilokalorien eingespart!

Gurken-Sandwich mit Käse und Wurst

Zutaten: 1 Scheibe Roggenmischbrot (45 g) • 1 Scheibe Pumpernickel (40 g) • 1 TL Senf, Tomatenmark oder Ketchup (5 g) – *anstatt Butter* • 1 Scheibe Schnittkäse 30 % Fett i. Tr. (30 g) – *anstatt Schnittkäse 45 % Fett i. Tr.* • 1 Scheibe Putenbrustaufschnitt (30 g) – *anstatt Mortadella* • 10 dünne Scheiben Gurke (50 g)

Zubereitung: Brote jeweils mit Senf, Tomatenmark oder Ketchup bestreichen. Eines mit Käse, das andere mit Putenbrust belegen. Auf beiden die Gurkenscheiben verteilen. Brote mittig durchschneiden und zuklappen. Dazu gibt es 1 große Tasse Kräuter- oder Früchtetee, ohne Zucker (200 ml).

 Gelb statt Rot = 130 Kilokalorien eingespart!

Tomaten-Käse-Brötchen

Zutaten: 1 Glas Orangensaft 100 % mit Mineralwasser 1 : 2 gemischt (200 ml) • 1 Roggenschrotbrötchen (60 g) • 1 TL Halbfettmargarine (5 g) – *anstatt Butter oder Margarine* • 1 Portion Camembert 30 % Fett i. Tr. (35 g) – *anstatt Camembert 70 % Fett i. Tr.* • 2 TL Exquisa „Sport" (30 g) – *anstatt Exquisa 70 % Fett i. Tr.* • 1 Tomate (70 g)

Zubereitung: Eine Brötchenhälfte mit Margarine bestreichen, Camembert auflegen. Die andere Hälfte mit Frischkäse bestreichen. Die Tomate in Scheiben schneiden und beide Hälften belegen. Dazu gibt es 1 große Tasse Kräuter- oder Früchtetee, ohne Zucker (200 ml).

 Gelb statt Rot = 145 Kilokalorien eingespart!

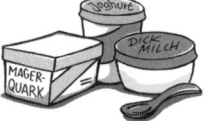

Süßer Vollkorntoast

Zutaten: 2 Scheiben Vollkorntoast (60 g) • 1 EL Magerquark (20 g) – *anstatt Quark 40 % Fett i. Tr.* • 2 Tl. Honig (20 g) • 1 Kiwi oder anderes Obst (70 g) • 1/2 Becher Fruchtjoghurt 1,5 % Fett (75 g) – *anstatt Fruchtjoghurt 3,5 % Fett*

Zubereitung: Brot toasten. Mit Magerquark und Honig bestreichen. Kiwi (oder anderes Obst) in dünne Scheiben schneiden und die Toastscheiben damit belegen. Dazu gibt es 1 Fruchtjoghurt und 1 große Tasse Kräuter- oder Früchtetee, ohne Zucker (200 ml).

 Gelb statt Rot = 50 Kilokalorien eingespart!

Schinken-Vegi-Brot

Zutaten: 1 1/2 Scheiben Mehrkornbrot (75 g) • 1 TL Halbfettmargarine (5 g) – anstatt Butter oder Margarine • 1 Scheibe gekochter Schinken ohne Fettrand (30 g) – *anstatt Salami* • 1 Portion Tartex (25 g, vegetarischer Brotaufstrich)

Zubereitung: Eine Scheibe Brot mit Margarine bestreichen und gekochtem Schinken belegen. Die andere halbe Scheibe mit Tartex bestreichen. Dazu gibt es 1 Tasse fettarme Milch 1,5 % Fett (150 ml) – *anstatt Vollmilch 3,5 % Fett.*

 Gelb statt Rot = 120 Kilokalorien eingespart!

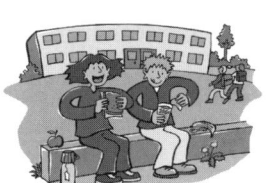

7.2 Zwischenmahlzeit: Das Pausenfrühstück

Kann auch als Zwischenmahlzeit am Nachmittag verwendet werden. Bitte beachten Sie: Wenn nicht anders angegeben, beziehen sich die Mengenangaben auf eine Portion.

Süßes Brot

Zutaten: 1 Scheibe Weizenmischbrot (50 g) • 2 TL Magerquark (30 g) – *anstatt 1 Portion Butter (20 g)* • 1 TL Marmelade (10 g) – *anstatt Nuss-Nougat-Creme* • 1 kleine Flasche Mineralwasser (250 ml) – *anstatt Kakao aus Vollmilch 3,5 % Fett*

Zubereitung: Das Brot mit Magerquark und Marmelade bestreichen. Dazu gibt es die Flasche Mineralwasser.

 Gelb bzw. Grün statt Rot = 390 Kilokalorien eingespart!

Camembert-Knäckebrot mit Rohkost

Zutaten: 2 Scheiben Vollkornknäckebrot (20 g) • 1 TL Senf, Ketchup oder Tomatenmark (5 g) • 1 Portion Camembert 30 % Fett i. Tr. (30 g) – *anstatt Camembert 70 % Fett i. Tr.* • Gurke in Scheiben (100 g) – *anstatt 1 Milchschnitte* • 1 Glas Apfelsaftschorle (200 ml), gemischt aus 50 ml Apfelsaft 100 %ig und 150 ml Mineralwasser

Zubereitung: Knäckebrot mit Senf, Ketchup oder Tomatenmark bestreichen und mit Camembert belegen. Dazu isst man die Gurke und trinkt die Apfelschorle.

 Gelb bzw. Grün statt Rot = 190 Kilokalorien eingespart!

Rosinenbrötchen mit Obst

Zutaten: 1 Rosinenbrötchen (45 g) – *anstatt 1 Schokobrötchen* • 1 Apfel oder anderes Obst (125 g) • 1 Becher Früchtetee, ohne Zucker (200 ml) – *anstatt 1 Tüte Fruchtsaftgetränk, z. B. Capri-Sonne*

Zubereitung: Das Rosinenbrötchen mit Apfelscheiben oder anderen Obstscheiben belegen. Dazu gibt es den Früchtetee.

 Gelb bzw. Grün statt Rot = 215 Kilokalorien eingespart!

Putenbrust-Sandwich

Zutaten: 2 Scheiben Vollkorntoast (60 g) • 2 Salatblätter • 1 TL Senf, Ketchup oder Tomatenmark (5 g) – *anstatt Butter oder Margarine* • 1 Scheibe Putenbrustaufschnitt (30 g) – *anstatt Salami*

Zubereitung: Eine Scheibe Toast mit Senf, Ketchup oder Tomatenmark bestreichen, gewaschene und abgetropfte Salatblätter und die Putenbrust auflegen. Mit der zweiten Toastscheibe abdecken. Dazu gibt es eine große Tasse Früchte- oder Kräutertee (200 ml) ohne Zucker.

 Gelb statt Rot = 105 Kilokalorien eingespart!

Kerniger Obstsalat

(Familienrezept für 4 Personen)

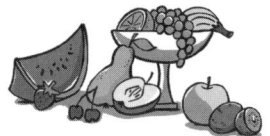

Zutaten: 2 Apfelsinen, ohne Schale (300 g) • 2 Kiwis (90 g) • 1 Birne (140 g) • 2 kleine Bananen ohne Schale (200 g) • 2 Äpfel (250 g) • 3 EL Haferflocken (25 g) • 1 EL Zitronensaft (15 g) • 2 EL gehackte Haselnüsse (30 g) – *anstatt zusätzlich geschlagene Sahne*

Zubereitung: Das Obst klein schneiden. Alles in eine Glasschale geben und mit Zitronensaft überträufeln. Haferflocken und gehackte Haselnüsse in eine nicht gefettete Pfanne geben und bei mittlerer Temperatur leicht rösten. Haferflocken- und Haselnussmischung über den Obstsalat streuen. Schmeckt auch ohne geschlagene Sahne gut! Dazu trinkt jeder ein 1 Glas Mineralwasser (200 ml).

 Verzicht auf Rot = 90 Kilokalorien eingespart!

7.3 Warme Hauptmahlzeit

Meist das Mittagessen, kann aber auch abends verzehrt werden, wenn mittags eine kalte Mahlzeit eingenommen wurde (siehe hierzu Kapitel 7.5 „Kalte Hauptmahlzeit").

Bohnen-Tomaten-Gemüse mit Reis und Schweinefleisch

(Familienrezept für 4 Personen)

Zutaten: 4 kleine Schweinefilets natur (320 g) – *anstatt Schweineschnitzel paniert* • 2 TL Rapsöl zum Anbraten (8 g) • Naturreis gekocht (480 g) • grüne Bohnen, Frisch- oder Tiefkühlkost (320 g) • 1 große Zwiebel (80 g) • Tomaten aus der Dose (280 g) • 1 Becher Joghurt natur 1,5 % Fett (150 g) – *anstatt Crème fraîche 30 % Fett* • 1 Bund frische Petersilie

Zubereitung: Schweinefilet in Rapsöl anbraten. Reis nach Packungsanweisung kochen. Zwiebel klein schneiden und in einer Pfanne mit etwas Wasser glasig dünsten. Bohnen, in Stücke geschnittene Tomaten und ihren Saft zugeben und aufkochen lassen. Joghurt mit klein geschnittener Petersilie unterrühren und mit Gewürzen nach Belieben abschmecken. Dazu trinkt jeder 1 Glas Mineralwasser (200 ml).

 Gelb statt Rot = 160 Kilokalorien eingespart!

Gemüsepfanne mit Hähnchenfleisch und Früchtemixmilch

(Familienrezept für 4 Personen)

Zutaten: 400 g Hähnchenbrustfilet – *anstatt Hähnchen mit Haut* • 3 EL Rapsöl (36 g) • 2 rote Paprika (300 g) • 200 g Weißkohl • 2 Lauchstangen oder 300 g Frühlingszwiebeln • 3 Möhren (300 g) • 100 g Sojasprossen • Pfeffer, Jodsalz, Paprika, eventuell Knoblauch • 4 EL Sojasauce (60 g)

Zubereitung: Hähnchenbrust schnetzeln und in Rapsöl anbraten. Herausnehmen und warm stellen. Alle Gemüsesorten fein schneiden und im Bratenfond andünsten. Mit Jodsalz, Gewürzen, Sojasoße würzen und mit der Hähnchenbrust noch ca. 10 Minuten leicht köcheln lassen. Dazu gibt es pro Person 6 EL Naturreis, gekocht (150 g) – *anstatt Bratkartoffeln mit Speck und Zwiebeln –*

sowie 1 Glas Früchtemixmilch (200 ml) aus 150 ml fettarmer Milch 1,5 % Fett – *anstatt Vollmilch 3,5 % Fett* und 50 ml Obstsaft 100 %.

 Gelb bzw. Grün statt Rot = 125 Kilokalorien eingespart!

Kartoffelgratin mit buntem Salat

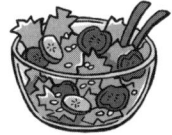

(Familienrezept für 4 Personen)

Zutaten: 800 g Pellkartoffeln • 3 EL saure Sahne 10 % Fett (60 g) – *anstatt Crème fraîche 30 % Fett* • 6 EL fettarme Milch 1,5 % Fett (90 g) – *anstatt Vollmilch 3,5 % Fett* • 1 Bund Petersilie • Jodsalz, Muskat, Pfeffer • 600 g Lauch • 10 g Margarine • 75 g geriebener Käse 30 % Fett i. Tr. – *anstatt Käse 45 % Fett i. Tr.*

Zubereitung: Kartoffeln kochen, pellen und mit saurer Sahne, Milch, Kräutern und Gewürzen zu Kartoffelpüree verarbeiten. Den in Ringe geschnittenen Lauch in Margarine andünsten. In eine Auflaufform abwechselnd Kartoffelpüree und Lauch einschichten. Mit dem geriebenen Käse überstreuen und anschließend im vorgeheizten Backofen bei 180 Grad ca. 15 Minuten überbacken.

Zutaten für den Salat: 1 kleine Salatgurke (300 g) • 1 bis 2 Paprika (rot und grün, 300 g) • 1 Zwiebel (80 g) • 2 EL Olivenöl (24 g) • Essig • Pfeffer, Jodsalz, Senf, 1 Prise Zucker • 1 Dose Mais (280 g)

Zubereitung: Gurke, Paprika und Zwiebeln in feine Würfel schneiden. Aus Olivenöl, Essig und Gewürzen eine Salatsoße herstellen. Gemüsewürfel und den Mais unterheben. Dazu gibt es für jede Person 1 Becher Früchtetee (200 ml) sowie 1 Apfel (125 g) – *anstatt Milchspeiseeis (70 g).*

 Gelb bzw. Grün statt Rot = 65 Kilokalorien eingespart!

Nudelauflauf mit Apfel-Schokodessert

(Familienrezept für 4 Personen)

Zutaten: 250 g Vollkorn-Bandnudeln (roh) • 1 Knoblauchzehe • 1 TL Rapsöl (4 g) • 450 g Blattspinat (frisch oder TK) – *anstatt Rahmspinat (TK)* • 300 g Erbsen (frisch oder TK) • 2 Eier (110 g) • 1 Becher Joghurt 1,5 % Fett (150 g) – *anstatt Joghurt 3,5 % Fett* • 100 g gekochter Schinken ohne Fettrand – *anstatt Salami* • Jodsalz, Pfeffer, Paprika • 100 g geriebener Käse 30 % Fett i. Tr. – *anstatt Käse 45 % Fett i. Tr.*

Zubereitung: Nudeln in Salzwasser ca. 6 Minuten kochen. Gehackte Knoblauchzehe in Öl andünsten. Den Spinat zugeben, dünsten und salzen. Eier und Joghurt verrühren. Den in Streifen geschnittenen Schinken dazugeben. In eine Auflaufform nacheinander Nudeln, Spinat, Erbsen einschichten und geriebenen Käse überstreuen. Eier-Schinken-Masse übergießen. Im Backofen bei 180 Grad ca. 30 Minuten backen.

Zutaten für das Dessert pro Person: $^1/_2$ Apfel (60 g) • 2 EL Joghurt 1,5 % Fett (40 g) – *anstatt Sahnejoghurt 10 % Fett* • 1 TL Kokosraspel (3 g) • 1 TL Instant-Kakaopulver (5 g)

Zubereitung: Apfel mit Schale klein schneiden. Joghurt mit Kokosraspeln und Kakao vermischen und über die Apfelstücke streuen. Dazu trinkt jeder 1 Glas Mineralwasser (200 ml).

 Gelb bzw. Grün statt Rot = 175 Kilokalorien eingespart!

Möhren-Apfel-Gemüse mit Kartoffeln und Geflügelleber

(Familienrezept für 4 Personen)

Zutaten: 750 g Möhren • etwa $^1/_8$ l Salzwasser (Jodsalz) • 2 Äpfel (250 g) • 20 g Halbfettmargarine – *anstatt Butter oder Margarine* • 1 Bund Petersilie • Jodsalz, Pfeffer • 8 mittlere Pellkartoffeln gekocht (640 g) – *anstatt Pommes Frites* • 4 Scheiben Geflügelleber natur (360 g) – *anstatt Geflügelleber paniert* • 4 TL Rapsöl (16 g) • 1 Zwiebel natur (80 g) – *anstatt Zwiebel in Sahne gedünstet* • Kräuter nach Geschmack

Zubereitung: Möhren in dünne Scheiben schneiden und ca. 10 Minuten im Salzwasser garen. Die geschälten und in Würfel geschnittenen Äpfel dazugeben. Nach ca. 5 Minuten Margarine und Petersilie unterheben und die Mischung mit Salz und Pfeffer abschmecken.

Leber beidseitig im Rapsöl anbraten, die in Ringe geschnittene Zwiebel mitbräunen. Nach dem Braten salzen und würzen. Gedünstete Zwiebelringe über die Leberscheiben geben. Mit Kräutern nach Geschmack verzieren und mit den Pellkartoffeln servieren. Dazu trinkt jeder 1 Glas Mineralwasser (200 ml).

 Gelb bzw. Grün statt Rot = 330 Kilokalorien eingespart!

Eisbergsalat mit Kartoffeln und Gulasch

(Familienrezept für 4 Personen)

Zutaten: 1 Eisbergsalat (ca. 250 g) • 2 EL Rapsöl (24 g) • 2 EL Zitronensaft • 1 TL körniger Senf • Jodsalz, Pfeffer, Kräuter • 350 g mageres Rindfleisch in Würfeln – *anstatt mittelfettes Rindfleisch* • 3 Zwiebeln, gewürfelt (240 g) • 2 EL Weizenvollkornmehl (20 g) • 100 ml Wasser – *anstatt Sahne* • 1 kleine Dose Champignons (170 g Abtropfgewicht) • 4 abgezogene und gewürfelte Tomaten (300 g) • Paprika, Pfeffer, Jodsalz

Zubereitung: Salat waschen, schleudern und klein zupfen. Aus Öl, Zitronensaft, Senf sowie den Gewürzen und Kräutern eine Marinade bereiten und über die Salatblätter gießen.

Das restliche Öl erhitzen und die Fleischwürfel darin von allen Seiten braun anbraten. Die Zwiebelwürfel dazugeben und glasig dünsten, das Mehl mit anschwitzen. Wasser, Jodsalz und Pfeffer dazugeben und das Fleisch zugedeckt gar schmoren. Gegen Ende der Garzeit Champignons und Tomaten hinzufügen, mit Gewürzen und Salz abschmecken. Dazu gibt es pro Person 1 ^{1}/2 gekochte Vollkornknödel (150 g) und 1 Glas Mineralwasser (200 ml).

 Gelb bzw. Grün statt Rot = 100 Kilokalorien eingespart!

Blattspinat mit Kartoffelschnee und Fischstäbchen

(Familienrezept für 4 Personen)

Zutaten: 2 Pakete Blattspinat (800 g) frisch oder TK – *anstatt Rahmspinat* • Jodsalz, Pfeffer • Gemüsebrühe • 800 g Kartoffeln • 12 Fischstäbchen TK (360 g) im Backofen zubereitet – *anstatt Fischstäbchen in Öl gebraten*

Zubereitung: Tiefgekühlten Spinat im Topf bei mittlerer Hitze auftauen. Mit Jodsalz, Pfeffer und Gemüsebrühe abschmecken. Kartoffeln in Salzwasser kochen und anschließend durch die Kartoffelpresse drücken. Die Fischstäbchen nach Packungsanweisung im Backoffen zubereiten. Dazu trinkt jeder 1 Glas Apfelsaftschorle (200 ml), bestehend aus 50 ml reinem Apfelsaft und 150 ml Mineralwasser – *anstatt Apfelfruchtsaftgetränk (z. B. Capri Sonne).*

 Gelb bzw. Grün statt Rot = 220 Kilokalorien eingespart!

Bohnensuppe mit Paprika und Vollkornbrötchen

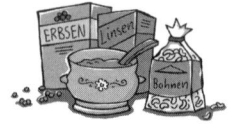

(Familienrezept für 4 Personen)

Zutaten: 1 Dose weiße Bohnen (400 g) • 800 ml Gemüsebrühe • 1 Gemüsezwiebel (200 g) • 2 EL Rapsöl (24 g) • 2 kleine rote und grüne Paprika (200 g) • 5 EL Tomatenmark (100 g) • 2 kleine Knoblauchzehen • 1 Becher saure Sahne 10 % Fett (150 g) – *anstatt Sahne 30 % Fett* • Jodsalz, Pfeffer, Paprikapulver

Zubereitung: Die abgetropften Bohnen in der Gemüsebrühe erhitzen. Zwiebel und Paprika in Streifen schneiden und mit fein gehacktem Knoblauch in Rapsöl andünsten. Mit dem Tomatenmark und Paprikapulver in die Suppe geben und ca. 30 Minuten köcheln lassen. Zum Schluss die saure Sahne dazugeben, mit Jodsalz und Pfeffer abschmecken. Dazu gibt es pro Person 1 Vollkornbrötchen (60 g) – *anstatt 1 Käsebrötchen* – und 1 Glas Apfelsaftschorle (200 ml), bestehend aus 50 ml reinem Apfelsaft und 150 ml Mineralwasser – *anstatt 1 Dose Cola.*

 Gelb bzw. Grün statt Rot = 315 Kilokalorien eingespart!

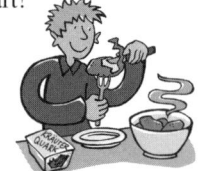

Ofenkartoffeln mit Kräuterquark

(Familienrezept für 4 Personen)

Zutaten: 800 g Kartoffeln im Backofen zubereitet – *anstatt Kartoffelspalten frittiert* • 3 EL Rapsöl (36 g) • Jodsalz, Pfeffer, Kräuter (z. B. Majoran, Kümmel, Rosmarin) • 1 Becher Magerquark (250 g) – *anstatt Sahnequark 40 % Fett* • 2 Becher Joghurt 1,5 % Fett (300 g) – *anstatt Vollmilchjoghurt 3,5 % Fett* • 2 EL fettarme Milch 1,5 % Fett (30 ml) – *anstatt Vollmilch 3,5 % Fett* • 1 EL Mineralwasser • 7 EL frische Kräuter (z. B. Petersilie, Schnittlauch), Jodsalz, Pfeffer, Paprikapulver*

Zubereitung: Ungeschälte Kartoffeln gut waschen, abtrocknen und der Länge nach durchschneiden. Das Öl mit Jodsalz, Pfeffer und den Kräutern verschlagen. Kartoffeln mit der Schnittfläche auf ein mit Backpapier ausgelegtes Blech setzen. Die Schale mit dem gewürzten Öl bepinseln. Bei 180 bis 200 Grad ca. 30 Minuten im Ofen backen.

Den Quark gründlich mit dem Joghurt, der Milch und dem Mineralwasser verrühren, die frischen Kräuter dazugeben und alles mit Salz, Pfeffer und Paprikapulver abschmecken. Dazu trinkt jeder 1 Tasse Kräutertee (z. B. Fenchel-tee, 150 ml) – *anstatt Kakao aus Vollmilch 3,5 %.*

 Gelb statt Rot = 300 Kilokalorien eingespart!

Gemüse-Bolognese mit Vollkornspaghetti

(Familienrezept für 4 Personen)

Zutaten: kein Fleisch – *anstatt Gehacktes halb und halb* • 2 kleine Zwiebeln (80 g) • 10 g Margarine • 3 Möhren (300 g) • 1 Stange Lauch (150 g) • 1 Paprikaschote (150 g) • 300 g Tomaten (ca. 4 Stück) oder 1 kleine Dose gewürfelte Tomaten (Einwaage 400 g) • 1 kleine Dose Tomatenmark (75 g) • 1 Dose Mais (280 g) • 50 ml Gemüsebrühe • Jodsalz, Pfeffer und Kräuter (z. B. Oregano, Basilikum, Thymian)

Zubereitung: Abgezogene Zwiebeln würfeln und in der Margarine glasig dünsten. Möhren putzen, in feine Scheiben schneiden und 5 Minuten mitdünsten. Lauchringe, Paprikawürfel, Tomatenwürfel mit Flüssigkeit, Tomatenmark, abgetropftem Mais und Gemüsebrühe zugeben. Alles zusammen für weitere 5 Minuten garen. Danach würzen. Dazu gibt es für jede Person 80 g gekochte Vollkornspaghetti und 1 Glas Mineralwasser oder Früchte- bzw. Kräutertee (200 ml).

 Grün statt Rot = 250 Kilokalorien eingespart!

Nudel-Brokkoli-Auflauf

(Familienrezept für 4 Personen)

Zutaten: 125 g Spiral-Vollkornnudeln, roh • Jodsalzwasser • 650 g Brokkoli • 1/4 Becher saure Sahne 10 % Fett (35 g) – *anstatt Sahne 30 % Fett* • 1/2 Glas fettarme Milch 1,5 % Fett (100 ml) – *anstatt Vollmilch 3,5 % Fett* • 150 ml Brokkoli-Gemüsewasser • 1 kleines Ei (50 g) • 40 g Käse 30 % Fett i. Tr. – *anstatt Käse 45 % Fett i. Tr.* • Jodsalz, Pfeffer und Curry

Zubereitung: Nudeln bissfest garen. Den Brokkoli in Salzwasser in ca. 7 Minuten halbgar kochen. Gekochte Nudeln und Brokkoli schichtweise in eine gefettete Auflaufform füllen. Saure Sahne, Milch, Brokkoliwasser, Ei und Gewürze miteinander verrühren und über den Auflauf gießen. Zuletzt den geriebenen Käse darüberstreuen. Im vorgeheizten Ofen bei 200 Grad ca. 30 Minuten backen. Dazu gibt es pro Person 15 Kirschen (90 g) oder anderes frisches Obst – *anstatt Eiscreme, z. B. „Magnum classic"* – sowie 1 Glas Obstsaftschorle (200 ml), bestehend aus 50 ml reinem Obstsaft und 150 ml Mineralwasser – *anstatt Zitronenlimonade (z. B. Sprite)*.

 Gelb bzw. Grün statt Rot = 300 Kilokalorien eingespart!

Fisch-Gemüse-Auflauf

(Familienrezept für 4 Personen)

Zutaten: 600 g Seelachs- oder Kabeljaufilet – *anstatt Lachsfilet* • 2 EL Zitronensaft • 100 g Lauch • 100 g tiefgekühlte Erbsen-Möhren-Gemüse • 200 g tiefgekühltes Mischgemüse (z. B. Brokkoli, Paprika)

Zutaten für die Soße: 2 Becher Joghurt 1,5 % Fett (300 g) – *anstatt Joghurt 3,5 % Fett* • ^{1}/2 Becher saure Sahne 10 % Fett (75 g) – *anstatt Crème fraîche 30 % Fett* • 1 kleine Dose gewürfelte Tomaten (300 g) • 1 EL Tomatenmark (20 g)

Zubereitung: Fischfilet mit Zitronensaft beträufeln und einige Minuten ziehen lassen. Dann Filet in Stücke schneiden. Lauch in Ringe schneiden, mit etwas Wasser andünsten und mit Erbsen-Möhrengemüse oder Mischgemüse vermengen. Den Fisch mit dem Gemüse mischen und in eine Auflaufform geben. Für die Soße die Zutaten verrühren und über die Fisch-Gemüse-Mischung gießen. Im Backofen bei 180 Grad ca. 30 bis 40 Minuten auf der mittleren Schiene backen. Dazu gibt es pro Person 2 gekochte Pellkartoffeln (160 g) und 1 Glas Obstsaftschorle (200 ml), bestehend aus 50 ml reinem Obstsaft und 150 ml Mineralwasser – *anstatt Orangenfruchtsaftgetränk (z. B. Capri-Sonne)*.

 Gelb bzw. Grün statt Rot = 300 Kilokalorien eingespart!

Thunfisch-Gemüse-Pizza

(Familienrezept für 8 Stücke)

Zutaten für den Teig: 500 g Weizenmehl Typ 1050 • 2 Päckchen Trockenhefe (15 g) • ca. 300 ml warmes Wasser • 1 EL Öl (12 g) • 1 Prise Zucker • ^{1}/2 TL Jodsalz

Zutaten für die Soße: 1 Dose Pizzatomaten (400 g) • 3 EL Tomatenmark (60 g) • Oregano • Jodsalz, Pfeffer • Knoblauch

Zutaten für den Belag: 1 Zwiebel (80 g) • 200 g Champignons • 2 kleine Paprika (150 g) • 250 g Brokkoli oder Blattspinat oder Zucchini • 1 kleine Dose Mais (150 g) • 250 g geriebener Käse 30 % Fett i. Tr. – *anstatt Käse 45 % Fett i. Tr.* • 2 Dosen Thunfisch in Wasser (300 g) – *anstatt Thunfisch in Öl*

Zubereitung: Das Mehl in eine Schüssel geben. Hefe, Wasser, Öl, Zucker und Salz hinzugeben und mit dem Knethaken solange rühren, bis der Teig sich vom Schüsselrand löst. Zugedeckt 30 Minuten gehen lassen, bis er ungefähr doppelt so groß ist. Den Teig nochmals durchkneten und auf einem Blech auf Backpapier ausrollen.

Für die Soße die Zutaten zu einer Tomatensoße kochen, abkühlen lassen und auf dem Teig verteilen.

Für den Belag Zwiebel, Champignons, Zucchini und Paprika klein schneiden, Brokkoli in Röschen zerteilen und mit dem Mais und dem Thunfisch auf dem Teig verteilen, Käse darüberstreuen und 10 Min. gehen lassen. Die Pizza im Backofen bei 220 Grad ca. 30 bis 40 Minuten auf der mittleren Schiene backen. Dazu gibt es pro Person 10 Scheiben Gurke (100 g) und 1 Glas Mineralwasser (200 ml) – *anstatt Malzbier.*

 Gelb bzw. Grün statt Rot = 300 Kilokalorien eingespart!

Eisberg-Orangensalat mit Vollkornnudeln und Putenschnitzel

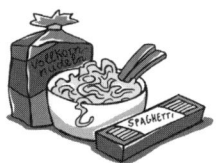

(Familienrezept für 4 bis 6 Personen)

Zutaten: 1 Becher Joghurt 1,5 % Fett (150 g) – *anstatt Joghurt 3,5 % Fett* • 1 Orange (150 g) • 1 Kopf Eisbergsalat (250 g) • 2 EL Zitronensaft • Jodsalz • 1 TL Zucker • 4 kleine Putenschnitzel natur (320 g) – *anstatt Putenschnitzel paniert* • 2 Schuss Mineralwasser

Zubereitung: Eisbergsalat klein zupfen, Orange in Stücke schneiden und das Weiße entfernen. Aus Joghurt, Zitronensaft, Salz und Zucker ein Dressing herstellen und über die Salat-Orangen-Mischung geben.

Die Putenschnitzel in eine heiße beschichtete Pfanne legen und auf beiden Seiten kräftig anbraten und jeweils mit einem Schuss Mineralwasser ablöschen. Dazu gibt es gekochte Vollkornnudeln (320 g) mit Ketchup (60 g) und pro Person 1 Glas Mineralwasser (200 ml).

 Gelb statt Rot = 130 Kilokalorien eingespart!

Dinkel-Gemüse-Bratlinge mit Apfelmus

(Familienrezept für 4 Personen)

Zutaten: kein Fleisch – *anstatt Frikadellen aus Gehacktem halb und halb* •
150 g grob geschrotetes Dinkelgetreide • 150 g Gemüse (z. B. Zucchini und Möhren) • 350 ml Gemüsebrühe • 1 Zwiebel (80 g) •
2 kleine Eier (100 g) • 75 g Haferflocken • Paprikapulver • Curry •
Jodsalz, Pfeffer, Kräuter • 2 EL Rapsöl (24 g)

Zutaten für das Apfelmus: 4 Äpfel (500 g) – *anstatt fertiges Apfelmus mit Zucker* • etwas Wasser • Zimt nach Geschmack

Zubereitung: Dinkelschrot in Gemüsebrühe kurz aufkochen und auf der aus-
geschalteten Herdplatte weitere 20 Minuten ziehen lassen. Gemüse grob raspeln, Zwiebel würfeln. Mit den Eiern, Haferflocken und Gewürzen unter das
Dinkelschrot rühren. Puffer formen und im Rapsöl in der Pfanne ausbacken.

Für das Mus Äpfel schälen und klein schneiden. Mit etwas Wasser in einen
Topf geben. Kurz aufkochen lassen und bei kleiner Stufe weiter köcheln las-
sen, bis die Apfelstücke anfangen zu zerfallen. Mit Zimt abschmecken. Nach
Belieben mit einem Pürierstab zu Mus verarbeiten oder als Stücke verzehren.
Dazu trinkt jeder 1 Glas Mineralwasser (200 ml) – *anstatt Eistee (z. B. Nes-
tea Tropic).*

 Grün statt Rot = 350 Kilokalorien eingespart!

Rotes Linsengemüse

(Familienrezept für 4 Personen)

Zutaten: 2 kleine Zwiebeln (80 g) • 1 Knoblauchzehe • 1 EL Rapsöl (12 g) •
250 g Rote Linsen • 500 ml Gemüsebrühe • 250 g Möhren – *anstatt
Mettwurst* • 1 Stange Lauch (150 g) • Jodsalz, Cayennepfeffer, Thymian • etwas Honig und 1 Bund Schnittlauch

Zubereitung: Zwiebeln und Knoblauchzehen abziehen und fein würfeln. Öl
in einem Topf erhitzen, Zwiebel- und Knoblauchwürfel darin dünsten, Linsen und Gemüsebrühe zugeben und im geschlossenen Topf bei schwacher
Hitze ca. 5 Minuten kochen lassen. In der Zwischenzeit Möhren und Lauch
putzen und waschen. Möhren schälen und in feine Scheiben schneiden. Lauch
in Ringe schneiden. Möhrenscheiben und Lauchringe zu den Linsen geben und
weitere 10 Minuten garen. Das Gemüse mit Salz, Cayennepfeffer, Thymian

und Honig abschmecken. Schnittlauch waschen, trocken tupfen, in feine Röllchen schneiden und über das Linsengemüse streuen. Dazu gibt es pro Person 1 Apfel (125 g) – *anstatt 1 Schokoriegel (z. B. Mars)* – und 1 Glas Mineralwasser (200 ml).

 Grün statt Rot = 425 Kilokalorien eingespart!

Tomatenfisch mit Kartoffelpüree

(Familienrezept für 4 Personen)

Zutaten: 600 g Seelachs- oder Kabeljaufiletfilet, natur – *anstatt paniert* • 700 ml passierte Tomaten • 2 EL Rapsöl (24 g) • 2 kleine Zwiebeln (80 g) • $^1/4$ Becher saure Sahne 10 % Fett (35 g) – *anstatt saure Sahne 30 % Fett* • Jodsalz, Pfeffer • Thymian • Zucker • Zitronensaft

Zutaten für das Püree: 500 g geschälte und gekochte Kartoffeln • 125 ml fettarme Milch 1,5 % Fett – *anstatt Vollmilch 3,5 % Fett* • 20 g Halbfettmargarine – *anstatt Butter oder Margarine* • Jodsalz • Muskatnuss

Zubereitung: Fisch waschen und in Würfel schneiden, mit Zitronensaft und Jodsalz würzen. Die abgezogenen Zwiebeln fein hacken, in Rapsöl andünsten; Tomaten zugeben. Mit Jodsalz, Gewürzen und einer Prise Zucker abschmecken und 10 Minuten köcheln lassen. Den Fisch und die saure Sahne hineingeben und nochmals 10 Min. garen. Nach Bedarf nachwürzen.

Für das Püree die heißen Kartoffeln zerstampfen, mit Milch und Margarine glatt rühren. Mit Jodsalz und Muskat abschmecken. Dazu trinkt jeder 1 Glas Mineralwasser (200 ml).

 Grün bzw. Gelb statt Rot = 220 Kilokalorien eingespart!

Tomaten-Basilikum-Omelett mit Vollkorntoast und Apfeljoghurt

(Familienrezept für 4 Personen)

Zutaten: 4 Tomaten (300 g) • 4 Eier (220 g) • 4 TL fettarme Milch, 1,5 % Fett (28 g) – *anstatt Sahne 30 % Fett* • 4 TL Rapsöl (16 g) • Jodsalz, Pfeffer • etwas Zitronensaft • frische Petersilie • Schnittlauch • einige Blätter Basilikum

Zutaten für den Joghurt: 1 gr. Becher Naturjoghurt 1,5 % Fett (250 g) – *anstatt Joghurt natur 3,5 % Fett* • 1 EL Zucker oder Honig (15 g) – *anstatt geschlagener Sahne* • 1 bis 2 Äpfel (200 g) • etwas Zitronensaft • eventuell Zimt

Zubereitung: Tomaten in dünne Scheiben schneiden. Eier mit Milch, Salz, Pfeffer, frischen klein geschnittenen Kräutern und Zitronensaft kräftig verschlagen. Rapsöl in einer beschichteten Pfanne erhitzen. Das Ei-Kräuter-Gemisch in die Pfanne hineingeben und stocken lassen, zwischendurch die Pfanne rütteln, damit die Eimasse weiter stocken kann. Nach 5 Minuten die Tomatenscheiben und Basilikumblätter auf das Omelett geben und weitere 5 Minuten auf kleiner Stufe durchziehen lassen.

Für den Apfeljoghurt Joghurt mit Zucker oder Honig und Zitronensaft vermischen. Die Äpfel waschen, schälen, grob raspeln, unter den Joghurt heben. Nach Belieben mit Zimt bestreuen.

Dazu gibt es pro Person 2 Scheiben Vollkorntoast (60 g) – *anstatt Toastbrot getoastet* – und 1 Glas Obstsaftschorle (200 ml), bestehend aus 50 ml reinem Obstsaft und 150 ml Mineralwasser.

 Gelb bzw. Grün statt Rot = 110 Kilokalorien eingespart!

Bunter Salat mit Backofen-Pommes frites und Hähnchenbrustfilet

(Familienrezept für 4 Personen)

Zutaten: 1/2 Kopf Weißkohl (200 g) • 1 rote und 1 grüne Paprika (je 150 g) • 1 Möhre (100 g) • 1 kleine Dose Maiskörner (150 g) • 2 EL Rapsöl (24 g) • 2 EL Weizenkeime (20 g) – *anstatt Croutons in Fett gebacken* • 4 EL Kräuteressig (60 g) • Jodsalz, Pfeffer

Zubereitung: Weißkohl fein schneiden, Karotte grob raspeln, Paprika in kleine Würfel schneiden und alles mit den Maiskörnern vermengen. Öl dazugeben, vermengen und mit Kräuteressig, Jodsalz und Pfeffer abschmecken. Weizenkeime darüberstreuen. Dazu gibt es pro Person 1 Portion Backofen-Pommes frites (150 g) auf Backpapier im Backofen gegart – *anstatt Pommes frites aus der Friteuse* – und 1 kleines Hähnchenbrustfilet natur ohne Fett gebraten (80 g) – *anstatt Geflügel-Dippers in Backteig und in Öl gebraten.* Außerdem gibt es für jeden 1 Becher (150 g) fettarmen Fruchtjoghurt 1,5 % Fett – *anstatt Vollmilch-Fruchtjoghurt 3,5 % Fett* – und 1 Glas Mineralwasser (200 ml).

 Gelb bzw. Grün statt Rot = 330 Kilokalorien eingespart!

Ein Essen bei McDonald's

(für 1 Person)

Ein Menü besteht aus: 1 Hamburger (103 g) – *anstatt Big Mac (212 g)* •
1 Mexicansalat (170 g) – *anstatt Chefsalat* • 1 Hausmacherdressing
leicht (50 ml) – *anstatt Hausmacherdressing* • 1 Glas Mineralwasser (200 ml) – *anstatt Cola*

 Gelb bzw. Grün statt Rot = 550 Kilokalorien eingespart!

Fisch im roten Rock

(Familienrezept für 4 Personen)

Zutaten: 300 g Naturreis – *anstatt Pommes frites aus der Friteuse* • $^3/4$ l Wasser • 1 TL Jodsalz • 500 g Seelachsfilet – *anstatt Goldknusper-Filets
gebraten* • 2 EL Zitronensaft • 1 Bund Frühlingszwiebeln • 1 Stange
Porree • 2 EL Rapsöl • $^1/4$ l Wasser • 3 EL Tomatenmark • 1 TL Brüh-
pulver • 1 TL Mehl • Salz, Pfeffer, Paprika • Zucker • 4 EL geriebener Käse

Zubereitung: Das Wasser für den Reis zum Kochen aufsetzen. Den Reis nach
der Packungsanleitung kochen. In der Zwischenzeit den Fisch vorbereiten. Den
Fisch waschen und trockentupfen. Den Fisch in kleine Stücke schneiden und
auf den Teller legen. Nun den Fisch mit Zitronensaft begießen. Die Frühlingszwiebeln und den Porree in dünne Ringe schneiden und gründlich waschen.
Nach 20 bis 30 Minuten Kochzeit den Reis vom Herd nehmen. Das Öl in der
Pfanne erhitzen und die Frühlingszwiebeln und den Porree darin andünsten.
Für die Soße das Wasser zusammen mit Tomatenmark, Gemüsebrühe, Mehl,
Salz und Paprikapulver in eine Rührschüssel geben. Alles miteinander verrühren und über das Gemüse geben. Anschließend kurz aufkochen lassen. Dazu
trinkt jeder 1 Glas Mineralwasser (200 ml) – *anstatt Eistee*

 Gelb statt Rot = 360 Kalorien eingespart!

Überbackene Spinatkartoffeln

(Familienrezept für 4 Personen)

Zutaten: 450 g Blattspinat – *anstatt Rahmspinat* • 6 bis 7 mittelgroße Kartoffeln (800 g) • 1 Dose Mais (140 g) • 2 Tomaten • 300 g Hähnchen-

brustfilet – *anstatt Schweinegehacktes* • 2 EL Rapsöl • 2 EL saure Sahne – *anstatt Crème fraîche 30% Fett* • 125 g geriebener Käse 40% Fett • 1 TL Halbfettmargarine – *anstatt Margarine 80% Fett*

Zubereitung: Die Kartoffeln mit der Schale in Salzwasser ungefähr 30 bis 40 Minuten kochen. Mais abtropfen lassen. Tomaten waschen und in Würfel schneiden. Das Hähnchenbrustfilet ebenfalls in kleine Würfel oder in Streifen schneiden. Die Hähnchenwürfel rundherum in einer Pfanne anbraten und mit 2 bis 3 Prisen Jodsalz und Pfeffer würzen. Die gekochten Kartoffeln abgießen und halbieren, ohne die Schale zu entfernen, und mit der Schnittfläche nach oben in die Auflaufform legen. Darauf die Spinat-Hähnchenmasse verteilen und mit dem Käse bestreuen. Den Backofen auf 200 Grad vorheizen und die Auflaufform auf der mittleren Schiene platzieren. Für 10 bis 15 Minuten backen, bis der Käse geschmolzen ist. Dazu trinkt jeder 1 Glas Obstsaftschorle (200 ml) aus $1/3$ Saft und $2/3$ Wasser – *anstatt Mezzo-Mix.*

 Gelb bzw Grün statt Rot = 240 Kalorien eingespart!

Mung-Dal-Suppe mit Tomaten

(Familienrezept für 4 Personen)

Zutaten: 250 g Mung-Dal (rote Linsen) • 3 Lorbeerblätter – *anstatt zusätzliche Mettwürstchen (400 g)* • 2 TL Salz • 1 EL Rapsöl • je 1 TL schwarze Senfkörner und Kreuzkümmel ganz • 2 zerbröselte Chilis • 2 TL geriebener Ingwer oder Ingwerpulver • 1 TL Turmeric • 5 mittelgroße gewaschene und klein geschnittene Tomaten • 2 EL Zitronensaft • gekörnte Gemüsebrühe

Zubereitung: Den Dal (rote Linsen) auslesen und ungewaschen auf mittlerer Flamme erhitzen und unter ständigem Rühren anrösten, bis die meisten Dal-Linsen leicht gebräunt sind. Nun Dal waschen und Wasser, Lorbeerblätter sowie Salz hinzufügen. 30 Minuten kochen lassen. Wenn der Dal zu zerfallen beginnt, Rapsöl erhitzen und Senfkörner hinzugeben. Wenn sie aufhören zu springen, der Reihe nach Kreuzkümmel, Chilis, Ingwer und Turmeric hinzufügen. 20 Sekunden rösten, jetzt die Tomatenstücke hineingeben und für 2 Minuten mit einem Kochlöffel umwenden. Tomaten und Gewürze in die Suppe hineingeben und kochen lassen, bis das Dal völlig gar ist. Dal mit Zitronensaft und gekörnter Brühe abschmecken und servieren. Dazu kann ein 1 Glas kalter Früchtetee (200 ml) getrunken werden – *anstatt Kakao aus Vollmilch 3,5% Fett.*

 Gelb bzw. Grün statt Rot = 615 Kalorien eingespart

7.4 Zwischenmahlzeit am Nachmittag

Früchte-Joghurt-Speise

(Familienrezept für 4 Personen)

Zutaten: Joghurt 1,5 % Fett (500 g) – *anstatt Joghurt 3,5 % Fett* • $1/2$ Tasse Milch 1,5 % Fett (75 ml) – *anstatt Vollmilch 3,5 % Fett* • 3 EL Zucker (45 g) • 2 EL Zitronensaft (30 g) – *anstatt geschlagene Sahne zum Unterheben* • 250 g Früchte (z. B. Erdbeeren)

Zubereitung: Erdbeeren mit Zucker und Zitronensaft pürieren. Joghurt und die pürierten Früchte untermischen. Auch ohne geschlagene Sahne eine Köstlichkeit! Dazu gibt es pro Person 1 Vollkorn-Zwieback (10 g) und 1 große Tasse Früchte- oder Kräutertee (200 ml).

 Gelb statt Rot = 170 Kilokalorien eingespart!

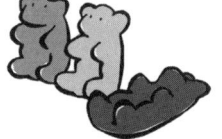

Obst und Gummibärchen

(für 1 Portion)

Zutaten: 125 g Obst (z. B. 1 Apfel oder 1 Birne oder 1 Nektarine oder 10 Erdbeeren oder 3 Aprikosen usw.) • 15 Gummibärchen (30 g) – *anstatt Schokolade*

Dazu trinkt man 1 Glas Obstsaftschorle (200 ml), bestehend aus 50 ml reinem Obstsaft und 150 ml Mineralwasser – *anstatt Eistee (z. B. Nestea Tropic).*

 Gelb statt Rot = 100 Kilokalorien eingespart!

Blaubeer-Muffins

(Familienrezept für 14 Muffins)

Zutaten: 120 g Weizenvollkornmehl • 140 g Weizenmehl Typ 550 • 2 TL Backpulver • Schale und 80 ml Saft von 1 unbehandelten Orange • 1 Ei (55 g) • 9 EL Zucker (130 g) • 3 EL Rapsöl (36 g) • 1 Glas Buttermilch (200 ml) – *anstatt Sahne 30 % Fett* • 200 g Heidelbeeren (frisch oder tiefgekühlt) • Muffinförmchen aus Papier

Zubereitung: Beide Mehlsorten und Backpulver in eine Schüssel geben. Orange waschen, trocknen; Schale mit einer Reibe abreiben. Zu den vorbereiteten Zutaten geben und alles vermischen. Das Ei in eine Rührschüssel geben, mit dem Rührstab kurz verquirlen. Den Zucker hinzufügen und cremig schlagen. Das Öl zugießen, dabei die Masse weiterschlagen. Dann Buttermilch zugießen und alles gut verschlagen. Das Mehlgemisch in die Rührschüssel geben. Alles mit dem Handrührgerät nur eine Minute verrühren, sonst wird der Teig zäh. Die frischen oder tiefgefrorenen Beeren abwaschen und gut auf einem Küchenkrepp abtropfen lassen. Die Beeren zum Teig geben und mit einem Teigschaber vorsichtig unterheben. Den Backofen auf 180 Grad vorheizen. Papier-Muffinförmchen nebeneinander auf ein Backblech setzen und zur Hälfte mit Teig füllen. Anschließend auf der mittleren Schiene des Backofens bei 175 Grad 20 bis 25 Minuten backen. Dazu trinkt jeder 1 große Tasse Früchte- oder Kräutertee (200 ml).

 Gelb statt Rot = 75 Kilokalorien eingespart!

Apfel-Hefe-Kuchen vom Blech

(Familienrezept für ca. 12 Stücke)

Zutaten: 250 g Weizenvollkornmehl • 1/2 Päckchen Frischhefe oder Trockenhefe (20 g) • 1 EL Zucker (15 g) • 125 ml Milch 1,5 % Fett – *anstatt Milch 3,5 % Fett* • 3 EL Wasser • 40 g Margarine • 1 Prise Jodsalz

Zutaten für den Belag: 2 EL Milch 1,5 % (30 g) • 1.200 g Äpfel

Zutaten für den Guss: 2 Eier (110 g) • 2 Becher Joghurt 1,5 % Fett (300 g) – *anstatt Sahnejoghurt 10 % Fett* • 1 EL Zucker (15 g)

Zubereitung: Hefeteig wie üblich zubereiten und auf dem Backblech ausrollen. Die Äpfel schälen, vierteln, Kerngehäuse entfernen und in Scheiben schneiden. Den Teig nach dem Aufgehen mit der Milch bestreichen und die Äpfel darauf schichten. Für den Guss Eier mit Joghurt und Zucker verquirlen, über die Äpfel gießen. Bei 175 Grad ca. 30 bis 40 Minuten auf der mittleren Schiene backen. Dazu trinkt jeder 1 große Tasse Früchte- oder Kräutertee ohne Zucker (200 ml).

 Gelb statt Rot = 25 Kilokalorien eingespart!

Schnelles für zwischendurch

(1 Portion)

1 Müsliriegel mit Frucht (25 g) und 1 Stück Obst (125 g) *anstatt Müsliriegel mit Schokoladenstückchen*

 Gelb bzw. Grün statt Rot = 25 Kilokalorien eingespart!

4 Vollkornkekse (20 g) und 1 Birne (150 g) *anstatt 2 Prinzenrollenkekse*

 Gelb bzw. Grün statt Rot = 85 Kilokalorien eingespart!

1 großer Becher Fruchtjoghurt 1,5 % (250 g) *anstatt Fruchtjoghurt 3,5 %*

 Gelb statt Rot = 95 Kilokalorien eingespart!

1 Wassereis, z. B. Calippo Zitrone, *anstatt 1 Milchspeiseeis mit Schokolade, z. B. Magnum-Classic/Nogger-Eis*

 Gelb statt Rot = 190 Kilokalorien eingespart!

3 Müslizwiebäcke (30 g) und 1 Stück Obst (125 g) *anstatt 1 Stück Schokoladen-Sahne-Torte*

 Gelb bzw. Grün statt Rot = 280 Kilokalorien eingespart!

1 Glas Früchtemixmilch aus fettarmer Milch (250 ml) *anstatt Schoko-Milchshake von McDonald's*

 Gelb statt Rot = 175 Kilokalorien eingespart!

1 Banane (150 g) und 1 Lakritzschnecke (15 g) *anstatt 1 Snickers Riegel (60 g)*

 Gelb bzw. Grün statt Rot = 156 Kilokalorien eingespart!

1 Handvoll Studentenfutter (25 g) *anstatt Chips oder Flips (50 g)*

Gelb statt Rot = 145 Kilokalorien eingespart!

7.5 Kalte Hauptmahlzeit: Das Abendessen

Die folgenden Rezepte können auch für ein kaltes Mittagessen verwendet werden, wenn die warme Mahlzeit auf den Abend verlegt wird.

Gurkensalat mit Schinken-Mehrkornbrot

(Familienrezept für 4 Personen)

Zutaten: 1 große Salatgurke • geschält (500 g) • 1 EL Rapsöl (12 g) • 1 EL saure Sahne 10 % Fett (20 g) – *anstatt Schlagsahne 30 % Fett* •

1 EL Zitronensaft (15 g) • 1 kleine Zwiebel, gehackt (40 g) • 1 Bund Schnittlauch oder Petersilie • Gewürze nach Geschmack • 6 Scheiben Mehrkornbrot (70 g) – *anstatt Croissant* • 8 TL Senf, Ketchup oder Tomatenmark (40 g) • 6 Scheiben gekochter Schinken ohne Fettrand (180 g) – *anstatt Kalbsleberwurst oder Teewurst*

Zubereitung: Rapsöl, saure Sahne, Zitronensaft, Zwiebel, gehackte Kräuter und Gewürze zu einer Marinade verrühren. Die Gurke in die Marinade hobeln. 1 1/2 Scheiben Mehrkornbrot pro Person mit Senf, Ketchup oder Tomatenmark betreichen und mit Schinken belegen. Dazu gibt es für jeden 1 Becher Fruchtjoghurt 1,5 % Fett (150 g) – *anstatt Fruchtjoghurt 3,5 % Fett* – und 1 Glas Apfelschorle, bestehend aus 50 ml reinem Apfelsaft und 150 ml Mineralwasser.

 Gelb statt Rot = 325 Kilokalorien eingespart!

Karottensuppe mit Knäckebrot

(Familienrezept für 4 Personen)

Zutaten: 1 Zwiebel (80 g) • 500 ml Gemüsebrühe • 2 EL Rapsöl (24 g) • 10 Möhren (1.000 g) • 1 Glas reiner Orangensaft (200 ml) • Jodsalz, Pfeffer, Muskatnuss • 3/4 Becher saure Sahne 10 % Fett (100 g) – *anstatt Crème fraîche 30 % Fett*

Zubereitung: Die abgezogene Zwiebel fein hacken und mit den klein geschnittenen Karotten andünsten. Die Gemüsebrühe zugeben und 20 Minuten garen lassen. Mit einem Mixstab fein pürieren. Orangensaft und Sahne zugeben und mit etwas Jodsalz, Pfeffer und wenig Muskat abschmecken. Dazu gibt es pro Person 3 Scheiben Vollkorn-Knäckebrot (30 g), 1 Apfel oder anderes Obst (125 g) – *anstatt 1 Riegel Duplo* – sowie 1 kleines Glas fettarme Milch 1,5 % Fett (100 ml) – *anstatt 1 Dose Cola.*

 Gelb bzw. Grün statt Rot = 200 Kilokalorien eingespart!

Pizza-Toast mit Rohkost

(für 1 Portion)

Zutaten: 2 Scheiben Vollkorntoast (60 g) • 1 kleine Tomate (50 g) • 1 rote Paprikaschote (80 g) • 2 dünne Scheiben Schnittkäse 30 % Fett i. Tr. (50 g) – *anstatt Butterkäse 50 % Fett*

Zubereitung: Die Brotscheiben toasten, Tomaten in Scheiben und Paprikaschoten in feine Streifen schneiden. Toast mit Tomatenscheiben, Paprikastreifen und je einer Scheibe Käse belegen. Kurz im Ofen bei 200 bis 250 Grad überbacken. Dazu gibt es 1 geschälte Kohlrabi (200 g) oder andere Rohkost sowie 1 Glas Mineralwasser (200 ml) – *anstatt Orangenlimonade (z. B. Fanta)*.

 Gelb bzw. Grün statt Rot = 110 Kilokalorien eingespart!

Bananenschiffchen mit Möhren-Apfel-Drink

Zutaten für das Bananenschiffchen: 1 Vollkornbrötchen • z. B. Dinkel (60 g) • 1 Banane (150 g) • 1 Portion Magerquark (20 g) – *anstatt Sahnequark 40 % Fett* • 1 TL Honig (10 g) – *anstatt Nuss-Nougat-Creme*

Zutaten für den Drink: $1/2$ Glas Möhrensaft (100 ml) • $3/4$ Glas reiner Apfelsaft (125 ml) • Saft von $1/2$ Apfelsine (25 ml)

Zubereitung: Das Vollkornbrötchen halbieren; jede Hälfte mit Magerquark bestreichen. Banane halbieren und längs durchschneiden. Die Bananenstreifen auf die beiden Brötchenhälften legen und mit etwas Honig überziehen. Für den Drink alle Zutaten kräftig mixen. In ein Saftglas füllen.

 Gelb statt Rot = 40 Kilokalorien eingespart!

Power-Burger und Fruchtjoghurt

(Für 1 Portion)

Zutaten: 1 Vollkornbrötchen (60 g) • 1 Salatblatt • 1 kleines Stück Gurke (40 g) • $1/4$ rote oder gelbe Paprika (30 g) oder Tomate • $1/2$ Scheibe Käse 30 % Fett i. Tr. (15 g) – *anstatt Käse 45 % Fett i. Tr.* • 1 TL Tomatenmark (5 g)

Zubereitung: Gurke in dünne Scheiben, Paprika in Ringe (Tomate in Scheiben) schneiden. Das Brötchen aufschneiden. Die untere Hälfte mit Tomatenmark bestreichen. Danach mit Salatblatt, Käse, Gurkenscheiben und Paprikaringen bzw. Tomatenscheiben belegen. Mit der oberen Hälfte zuklappen.

Dazu gibt es 1 großen Becher Fruchtjoghurt 1,5 % Fett (200 g) – *anstatt Sahnejoghurt auf Frucht* – sowie 1 Glas Mineralwasser (200 ml) – *anstatt Orangenlimonade (z. B. Fanta)*.

 Gelb bzw. Grün statt Rot = 250 Kilokalorien eingespart!

Bunter Kartoffelsalat mit Toast

(Familienrezept für 4 Personen)

Zutaten: 400 g gekochte feste Pellkartoffeln • 100 g Gemüsemais oder 1 großer Apfel (150 g) • 2 Gewürzgurken (100 g) • 2 Tomaten (150 g) • 2 kleine Zwiebeln (80 g)

Zutaten für die Marinade: 1 hartgekochtes Ei (55 g) – *anstatt Mayonnaise 80 % Fett* • $1/2$ TL Senf (3 g) – *anstatt 3 EL Sahne 30 % Fett (45 g)* • $1 1/2$ EL Raps- oder Olivenöl (18 g) • 3 EL Kräuteressig (45 g) • etwas Gurkenwasser, Jodsalz, Pfeffer, etwas Zucker • gehackte Petersilie und Schnittlauch

Zubereitung: Gepellte Kartoffeln, Gurken und Tomaten in Würfel schneiden. Zwiebel schälen; Paprikaschoten fein würfeln. Alle Zutaten zusammen mit dem Mais oder dem geraspelten Apfel in einer Schüssel mischen.

Für die Marinade das Ei halbieren. Das Eigelb herausnehmen und mit einer Gabel zerdrücken. Das Eiweiß fein würfeln und zu den anderen Zutaten in die Schüssel geben. Das Öl nach und nach unter das zerdrückte Eigelb mischen. Dann mit Senf, Salz, Zucker, Essig, Pfeffer und Gurkenwasser pikant abschmecken. Zum Salat geben und gut durchmischen. Kräuter unterheben. Den Salat 30 Minuten durchziehen lassen. Dazu gibt es für jeden 2 Scheiben Vollkorntoast (60 g), 1 Orangenwassereis (z. B. Calippo) – *anstatt 1 Schokoeis (z. B. Nogger Choc)* – sowie 1 Glas Mineralwasser (200 ml).

 Gelb statt Rot = 300 Kilokalorien eingespart!

Roggenvollkornbrot mit Grünkernaufstrich und Milchshake

(Familienrezept für 4 Personen)

Zutaten: 40 g fein gemahlener Grünkern • 80 ml Gemüsebrühe • $1/2$ kleine Zwiebel (20 g) • 1 EL Rapsöl (12 g) • evtl. 1 Knoblauchzehe • Kräuter (z. B. Basilikum, Kerbel, Estragon, Petersilie, Liebstöckel) • 40 g Margarine • 1 TL Zitronensaft (5 g) • Senf • Pfeffer, Muskatnuss, Jodsalz

Zutaten für das Brot: 6 Scheiben Roggenvollkornbrot (300 g) • 4 Tomaten in Scheiben (280 g)

Zubereitung: Grünkern in Gemüsebrühe aufkochen und erkalten lassen. Geschälte Zwiebel würfeln und in dem Öl glasig dünsten. Die Knoblauchzehe zerdrücken. Kräuter waschen und fein hacken. Grünkern mit der Margarine und den restlichen Zutaten mischen und abschmecken.

Pro Person 1 1/2 Scheiben Roggenvollkornbrot mit 1 Portion Grünkernaufstrich – *anstatt Salami (50 g)* – bestreichen und mit Tomatenscheiben belegen. Dazu gibt es 1 Glas Mixmilch (200 ml), bestehend aus 150 ml fettarmer Milch 1,5 % Fett und 50 ml reinem Obstsaft – *anstatt aus 2 Teilen Vollmilch 3,5 % Fett und 1 Teil Obstnektar.*

 Grün bzw. Gelb statt Rot = 155 Kilokalorien eingespart!

Möhren-Apfel-Rohkost mit Frischkäsebrot

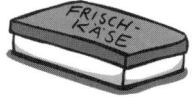

(Familienrezept für 4 Personen)

Zutaten: 6 Möhren (600 g) • 2 Äpfel (250 g) • 2 EL Rapsöl (24 g) • 4 EL Orangen- oder Apfelsaft (60 g) • 1 EL Honig (20 g) • 1 EL Zitronensaft (15 g) • 1 Prise Jodsalz • 6 Scheiben Weizenvollkornbrot – *anstatt Käse-Schinken-Blätterteigbrötchen* • 6 Portionen Portionen Kräuterfrischkäse fettreduziert 17 % Fett (180 g) – *anstatt Kräuterfrischkäse 70 % Fett i. Tr.*

Zubereitung: Orangen- oder Apfelsaft mit Zitronensaft, Öl und Honig mischen. Möhren und Äpfel je nach Wunsch mittelfein oder grob raspeln, mit der Salatsoße mischen und mit einer Prise Salz abschmecken. Pro Person 1 1/2 Scheiben Brot mit je 45 g Frischkäse bestreichen. Dazu trinkt jeder 1 große Tasse Kräuter- oder Früchtetee (200 ml).

 Gelb bzw. Grün statt Rot = 255 Kilokalorien eingespart!

Roggen-Weizen-Vollkornbrot – das „Familienbrot"

(Rezept für 2 kleine Brote oder ein großes Familienbrot)

Zutaten: 500 g Roggen-Vollkornmehl • ca. 750 g Weizen-Vollkornmehl • 150 g Haferflocken – *anstatt 150 g Haselnüsse* • 2 bis 3 Päckchen Trockenhefe • 2 EL Jodsalz • 1 TL Zucker • 2 EL Essig • 1 l lauwarmes Wasser

Zubereitung: Die beiden Vollkornmehle mit den Haferflocken und der Trockenhefe vermischen. Anschließend Zucker und Salz hinzufügen. Lauwarmes Wasser mit Essig verrühren und mit einem Knethaken unter die Mehlmischung heben. Den Teig etwa 10 Minuten auf der höchsten Stufe zu einem geschmeidigen Teig verkneten. Sollte der Teig noch zu klebrig sein, Weizen-Vollkornmehl untermischen, bis er eine geschmeidige Konsistenz erhält. Den Backofen auf 50 Grad kurz erhitzen und wieder ausstellen. Den Teig zum Aufgehen in den vorgewärmten Backofen stellen, bis er um das Doppelte aufgegangen ist (ca. 60 Minuten). Anschließend den Teig nochmals gut durchkneten und in eine Kasten- oder Brotbackform legen. Zweimal quer einschneiden und nochmals ca. 20 Minuten an einem warmen Ort gehen lassen. Den Backofen nun auf 200 Grad vorheizen. Eine Tasse mit Wasser füllen und gemeinsam mit dem Brot in den Backofen geben. Backzeit etwa 60 Minuten. Dazu kann eine Tasse Caro-Kaffee mit Milch (1,5 % Fett) getrunken werden – *anstatt Kakao aus Vollmilch 3,5 % Fett.*

 Gelb bzw. Grün statt Rot = 220 Kalorien eingespart!

Piratenspieße mit Dip

(Familienrezept für 4 Personen)

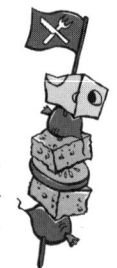

Zutaten: 8 Scheiben Vollkornbrot • 8 TL Frischkäse – *anstatt Doppelrahmfrischkäse* • 4 TL Tomatenmark • 24 Cocktailtomaten • 2 Paprika • ca. 32 Käsewürfel 30 % F. i. Tr. – *anstatt Käsewürfel 45 % F. i. Tr.* oder 32 Minibrühwürstchen (Geflügel)

Zutaten für den Dip: 250 g Magerquark – *anstatt Sahnequark 40 % Fett* • 2 EL saure Sahne – *anstatt Crème double* • 4 EL Milch 1,5 % Fett – *anstatt Schlagsahne 30 % Fett* • 3 TL Zitronensaft • 1/2 TL Jodsalz • 1 TL Zucker • je 2 Msp. Pfeffer und Paprika und 2 EL Schnittlauch oder Petersilie

Zubereitung: Für den Dip einfach alle Zutaten in einer Schüssel cremig rühren. Eines der Brote mit dem Frischkäse bestreichen, das andere Brot mit dem Tomatenmark. Die Brote zusammenklappen und den Doppeldecker in mundgerechte Stücke schneiden (zu Würfeln). Die Tomaten waschen, die Paprika putzen, waschen und in Würfel schneiden. Die Paprikawürfel sollten ungefähr so groß sein wie die Brotwürfel. Ebenso den Käse in kleine Würfel schneiden. Anschließend die Spieße abwechselnd mit Brotwürfeln, Tomaten, Paprikawürfeln und Käse kunterbunt bestücken. Dazu trinkt jeder eine Obstsaftschorle (200 ml) aus einem Teil Saft mit zwei Teilen Wasser – *anstatt 1 Glas Sprite.*

 Gelb bzw. Grün statt Rot = 190 Kalorien eingespart!

Überbackene Schnitten

(Familienrezept für 4 Personen)

Zutaten: 4 Scheiben Vollkorntoast (z. B. von Harry oder Golden Toast) •
2 Scheiben gekochter Schinken (60 g) – *anstatt Salami* • 3 kleine
Tomaten (150 g) • 2 kleine Bananen • 1 kleiner Camembert leicht
(125 g) 30 % F. i. Tr. (z. B. Rotkäppchen leicht) – *anstatt Camembert
70 % F. i. Tr.* • etwas Curry und Paprikapulver

Zubereitung: Gekochten Schinken halbieren, sodass vier Scheiben entstehen.
Toastbrotscheiben je mit einer halben Scheibe Schinken belegen. Tomaten und
Bananen in Scheiben schneiden. Je vier Tomaten und Bananenscheiben auf das
belegte Toastbrot geben. Zum Schluss den Camembert ebenfalls in dünne
Scheiben schneiden und als letztes auflegen. Das Ganze mit etwas Curry und
Paprikapulver bestreuen und im vorgeheizten Backofen bei 250 Grad kurz
überbacken, bis der Käse zerläuft. Dazu kann ein großes Glas Mineralwasser
(200 ml) getrunken werden – *anstatt Fanta.*

 Gelb bzw. Grün statt Rot = 195 Kalorien eingespart!

Literatur

Buchtipps für Bewegungsspiele

Baum, H. (1996). *Bewegungsspiele für Kinder ab vier Jahren.* Freiburg: Herder Verlag.

Baum, H. (2000). *Bei den Buchen musst du suchen. Spiele im Wald.* Freiburg: Herder Verlag.

Ehrlich, P. & Heimann, K. (1995). *Bewegungsspiele für Kinder.* Dortmund: Verlag modernes lernen.

Hanna, E., Hanna, H. & Summerer, H. (1994). *Bewegen und spielen.* München: Don Bosco Verlag.

Mehr Zeit für Kinder e. V. & Buchholz, S. et al. (1999). *Familien in Bewegung. Praktischer Ratgeber zur Förderung der Kindlichen Motorik.* Erlangen: Egmont Pestalozzi Verlag.

Zimmer, R. & Cicurs, H. (1994). *Kinder brauchen Bewegung. Brauchen Kinder Sport?* (3., unveränderte Auflage). Aachen: Einhard Verlag.

Gesund und lecker essen

* *Kalorien mundgerecht* (Umschau Buchverlag, 13. Auflage 2006). Das Buch enthält über 2.800 Lebensmittel mit Angaben zu Hauptnährstoffen, Ballaststoffen und Cholesterin etc.

* *Richtig kochen – schonend zubereiten* (Bezugsanschrift: aid infodienst, Friedrich-Ebert-Straße 3, 53177 Bonn). Das Heft enthält gesunde Rezeptideen und Erklärungen zu den verschiedenen Koch- und Garmethoden.

* *optimiX Kochbuch für Kinder 2003*, herausgegeben vom Forschungsinstitut für Kinderernährung (Bestellung: www.fke-do.de; Hotline: 0 18 05-79 81 83).

* *Empfehlungen für die Ernährung von übergewichtigen Kindern – gemeinsam abnehmen mit optimiX 2003*, herausgegeben vom Forschungsinstitut für Kinderernährung (Bestellung: www.fke-do.de; Hotline: 0 18 05-79 81 83).

Stichwortregister

Rezeptregister

Buchtipps

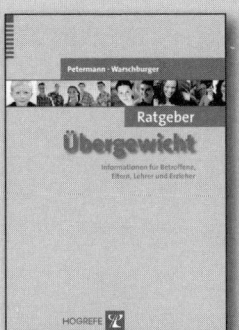

Franz Petermann · Petra Warschburger

Ratgeber Übergewicht

Informationen für Betroffene, Eltern, Lehrer und Erzieher

(Ratgeber Kinder- und Jugendpsychotherapie, Band 10), 2007, 67 Seiten, Kleinformat, € 7,95 / sFr. 13,40
ISBN 978-3-8017-1628-8

Immer mehr Kinder und Jugendliche sind bereits übergewichtig oder gar adipös. Der Ratgeber informiert über die Entstehung und die Folgeerscheinungen von Adipositas. Er bietet anhand von anschaulichen Beispielen konkrete Tipps wie man bereits eingeschliffene Ernährungs- und Bewegungsgewohnheiten wirkungsvoll ändern kann.

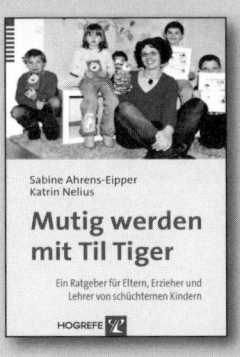

Sabine Ahrens-Eipper · Katrin Nelius

Mutig werden mit Til Tiger

Ein Ratgeber für Eltern, Erzieher und Lehrer von schüchternen Kindern

2009, 122 Seiten, Kleinformat, € 14,95 / sFr. 24,90
ISBN 978-3-8017-2202-9

Der Ratgeber ist für Eltern und andere Bezugspersonen von Jungen und Mädchen im Alter zwischen vier und zehn Jahren konzipiert. Ziel des Ratgebers ist es, Informationen über Schüchternheit und soziale Ängste im Kindesalter zu vermitteln und Hilfen bei der Unterstützung und Förderung der betroffenen Kinder zu geben.

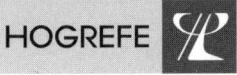

Buchtipps

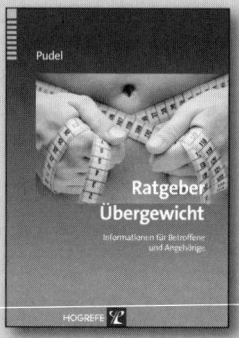

Volker Pudel

Ratgeber Übergewicht

Informationen für Betroffene und Angehörige

(Ratgeber zur Reihe »Fortschritte der Psychotherapie«, Band 19),
2009, 83 Seiten, Kleinformat,
€ 9,95 / sFr. 16,90
ISBN 978-3-8017-2267-8

Neben der Gewichtsabnahme steht in diesem Ratgeber vor allem die Gewichtsstabilisierung im Vordergrund, um dem Jojo-Effekt vorzubeugen. Der Ratgeber macht konkrete Vorschläge, wie von Woche zu Woche der Einstieg in einen neuen Lebensstil gelingt, der durch ein verändertes Ess- und Bewegungsverhalten für mehr Wohlbefinden sorgt.

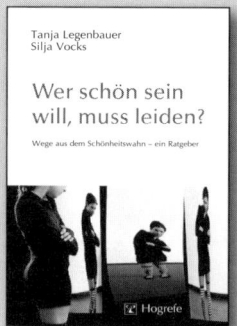

Tanja Legenbauer · Silja Vocks

Wer schön sein will, muss leiden?

Wege aus dem Schönheitswahn – ein Ratgeber

2005, 135 Seiten, Kleinformat,
€ 16,95 / sFr. 29,90
ISBN 978-3-8017-1868-8

Der Ratgeber spricht all jene an, die mit sich und ihrem Körper unzufrieden sind und einen Weg aus dem Teufelskreis aus Diätverhalten, Disziplin, Kontrolle oder sozialer Zurückgezogenheit suchen. Er zeigt Wege auf, den eigenen Körper wieder akzeptieren zu lernen und zu ihm und seiner Individualität zu stehen.

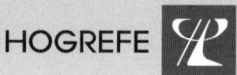